食

90億人が食べていくために

John Krebs 著
伊藤 佑子・伊藤 俊洋 共訳

SCIENCE PALETTE

丸善出版

Food

First Edition

A Very Short Introduction

by

John Krebs

"Food: A Very Short Introduction, First Edition" was originally published in English in 2013. This translation is published by arrangement with Oxford University Press.

本書は Oxford University Press の正式翻訳許可を得たものである.

Printed in Japan

はじめに

私たちは、「食」について誰もが、それぞれの見方を持っており1年間におよそ1000回の食事を当たり前のように与えられています。食べ物を単純にエネルギー源と考えていて、自分がいま食べている物についてもあまり注意を払わない人たちがいます。しかし、この本を開いたあなたは、私と同じように、「食」というものが、その人にとって喜びや魅惑の根源であることにすでに気づいていることでしょう。

あなたがこれまでに食べた最高の食べ物を思い描いてみてください。それは、チキンカレーか、美味しいチョコレートケーキか、あるいはトマトソースをからめたパスタでしょうか。

これらの食べ物から、「食」に対する多くの疑問が浮かんできます。何が食べ物をこのように美味しくしているのでしょうか。どうしてインド料理はそんなに香辛料が効いているのでしょうか。どうして香辛料の効いた食べ物を好きな人がいるかと思えば、嫌いな人がいるのでしょうか。どうしてみんなチョコレートが好きなのでしょうか。トマトは南米が原産なのに、たいていのイタリア料理でトマトを使うのはなぜでしょうか。地球上の人類の半分の人たちにとって、米が主食なのはなぜでしょうか。ここで取り上げた3種類の食べ物は、すべて調理されたものですが、調理はいつ頃からはじまったのでしょうか。

この本を読み進める中で、あなたが、これらの疑問やそのほかの多くの疑問に対する答えを見出してくれると嬉しいです。読んでいるときに、あなたは「なぜ？」という疑問に対して、さまざまな角度から答えられることを覚えておくとよいでしょう。

たとえば、「なぜ、すべての人が、脂肪と砂糖と塩を好むのか」という疑問を取り上げてみましょう。

一つの答えは、生存価——ある性質が、人が生き延びるためにどれだけの価値を持っているか——について論じることです。脂肪と砂糖は、どちらも大切なエネルギー源であり、人の進化の過程でも、生き残るために重要な物質でした。したがって、食べ物に含まれるこれらの成分については、生まれつき備わった好みとして、自然選択されてきました。同様に、ナトリウムイオンと塩化物イオンは食塩の成分であり、体液の必須成分で、毎日汗や尿中に排泄されるので、つねに補給する必要があります。

もう一つの答えは、これらの食べ物を好むもとになる感覚機構に関するものです。私たちは、舌の表面に砂糖や塩に対する味覚受容体を、また脂肪に対しては、特別な「口内食感」という感覚を持っています。私たちの好みは、口の中の感覚によって支配されますが、そのほかに、視覚、聴覚、嗅覚から得られる情報にも強く影響されます。

さらに、三つ目の答えは、子どもの頃の経験や社会的な経験が、私たちの食べ物の好みにどのように影響しているかです。脂肪をたっぷり含んだ甘い食べ物は、子どもたちを喜ばせるのでつい与えてしまいます。たぶん、大人の好みの一部は、子どもの頃の経験によるのでしょう。

本書は、「食」に関して、サイエンス、歴史、文化の視点から総合的に書かれた入門書です。本書により、あなたの味覚が、より豊かなものになれば、これに優る慶びはありません。

謝　辞

多くの同僚が、本書に関するさまざまな情報を提供し、出版を支援してくださいました。スーザン・ジェップとサラ・フィッブスのお二人は、本書のすべての草稿に目を通して、適切な助言を寄せてくださいました。チャールズ・ゴッドフレイは第5章について、アンドリュー・ウェッジは第4章について助言してくださいました。最初の草稿は、オックスフォードのジーザス・カレッジのフェローとして与えられたサバティカル期間中に書き上げました。ラタ・メノンは、本書の執筆を励まし、原稿が仕上がるまで忍耐強く待ちながら、随所で非常に有難い編集上の助言をしてくださいました。本書の出版にかかわったすべての方に、心から感謝の意を表します。

目次

第1章　食いしん坊の裸のサル

はじめに

伝統的な暮し方をしているカナダ・イヌイットは、ほとんど完全に肉食で、彼らは、陸上の哺乳動物であるカリブー（トナカイ）などはもちろん、アザラシ、クジラ、海鳥などを捕獲し食べていますが、植物はほんのわずかしか食べていません。調査対象になったイヌイットの99パーセントが、エネルギー源を動物の肉としています。一方、世界の人口のおよそ5分の1の人びとは、決して肉を食べません。それは、多くの人が肉を入手することができないからです。また、宗教上の信仰や道徳上の考え、環境保護の立場などから、肉を食べない人もたくさんいます。これらの人びとを除くと、残りのほとんどの人は、両極端の中間的な位置にいて、肉や乳製品や植物を主体とした食べ物など、いろいろなものを食べています。

食事のつくり方に、集団や個人の間でさまざまな違いがあるのは、人類が単純に「自然の食物」に適応した結果なのか、あるいは、人類が食物に対して臨機応変に対応する能力に優れているのか、どちらなのでしょう。人類にとって最適の食事は、いわゆる「古代人の食事」であると言う人たちがいます。私たちは、遺伝学的に狩猟採集人として「古代人の食事」に適応しています。なぜならば、人類の歴史の99・5パーセントは狩猟採集人として、果実、ナッツ、種子、根菜、イモ類、さらには種々雑多な動物の肉などを食べていたのですから。しかし、現代の人類はもっと広くいろいろな食物を摂取することで、生存競争に勝ち抜けるようになっています。それは、私たちが、過去の雑食性の食習慣によって、多くの異なった食材と出会ったときに、それらを臨機応変に受け入れられるようになっていたために違いありません。この章では、古代人の食事、人類の化石の中に残された食生活の様子、そして今日の食事に繋がる重大な変化をもたらしたいくつかの出来事について述べましょう。まずその話をはじめる前に、人類の進化について簡単に紹介します。

人類の進化

現生人類のホモ・サピエンスが最初に発見されたのは、20万〜25万年前の化石の中でした。歴史上にホモ・サピエンスが登場してきた前後の人類の進化については、世界中の異なった地域から得られた、わずかな化石の小片をもとに推測されています。たとえば、約4万年前の小指の骨の化石とか、大臼歯の化石などで、これらは2008年にシベリアのデニソワ洞窟で発見されたものです。それぞれの化石が、互いにどのような関係にあるのかを考えることは、絵の書いてないパズルケースと、テーブルの上に散らかっているわずかなパズルのピースをもとに、ジグソーパズルを完成させるようなものです。

そして、さらに複雑な作業が待っています。化石から推測される人類の種が、互いにどのような関係にあるかを推測するだけでなく、異なった化石が同じ種に属するのか、異なった種に属するのかを決めなければなりません。人類の起源を研究している人の中には、いわゆる「ランパー（一括主義者）」とよばれる人がいて、彼らは、多くの骨格や骨の破片を、少数の種のグループに統合し、生物学上の分類群を大きくまとめようとします。これとは逆に、「スプリッター（細分主義者）」とよばれる人は、化石をできるだけ細かくグループ分けしようとします。人類の進化に関しては、実に多彩な方法で得られた結果をもとに、多くの解釈がなされています。

最近の20年間に、人類の起源についての研究法に対して、強力な新しい技術が開発されました。それは、化石に残された古代人のDNAを分析する技術です。最初に、分析できた最も古いDNA抽出物は8万年前のものでしたが、技術の進歩は、その年代をもっと古い時代へとさかのぼらせています。この場合にとくに大切なことは、化石ができるだけよい条件で保存されていることです。化石から得られたＤＮＡと、現代人のＤＮＡの相同性を調べることにより、その化石の種と現代人が、いつ頃、共通の祖先から分かれたのかを判断することができます。たとえば、前述のデニソワ化石の古代人は、ホモ・サピエンスとおよそ１００万年前に分かれた別の種であることがわかっています。同様に、ネアンデルタール人（ホモ・ネアンデルターレンシス）は、ホモ・サピエンスとは60万〜70万年前に分かれた別の種であることが知られています。

研究実績の豊かな大部分の研究者は、私たちの祖先の進化の道筋を最も単純化して、ホモ・サピエンスの直接の先祖はホモ・エレクトスとよばれる種で、それが最初に出現したのは、およそ１８０万年前であると考えています。形態学的な細分主義者のグループは、ホモ・サピエンスとホモ・エレクトスの中間に、約80万年前に出現したホモ・ハイデルベルゲンシスという種を位置づけました。ホモ・エレクトスの脳は、ホモ・サピエンスに比べて小さいですが、濃い眉毛をしており、見かけはホモ・サピエンスに似ているので、もし、ホモ・エレクトスが現代人の衣服をまとってスーパーマーケットにいても、誰も気づかないだろうという人類学者もいます。

さらに時間をさかのぼれば、ホモ・ハビリスは、およそ２４０万〜１４０万年前に東アフリカに棲んでおり、またアウストラロピテクス・アファレンシスもまた東アフリカに300万～400万年前に棲んでいたと考えられています。アウストラロピテクスは「ルーシー」の骨格によって有名になりましたが、2足歩行でサルによく似ていて、身長も1～1・3メートルくらいでした。もし彼らが現代社会にいれば、私たちは動物園で彼らを見かけることになるでしょう。なぜならば、進化的には人類からさらに離れて、チンパンジーに近い種と考えられるからです。人類の祖先として多くの種の存在が議論されていますが、どれが本当の祖先なのか、結論はまだ出ていません。最近、アフリカのその他の地域からも、新たに複数の化石が見つかっていますが、私たちの祖先に関する決定的な知見はいまだ得られていません。

私たちの祖先の食べ物

アウストラロピテクスや、初期の人類は、何を食べていたのでしょうか。それを、私たちは化石の破片を組み合わせた情報、たとえば、歯、道具、歯の表面に残されている化学物質などから推測できます。また、消化器官は残っていませんが、わずかに残された人類の化石の骨格の胸部の形などから、小腸がどれくらい長かったのかを間接的に推測できます。現在、地球上に棲息する大型のサルは、繊維の多い植物を主食にしており、植物を消化するのに必要な長さの消化管に対応した大きな胸郭を備えています。「調理」の話のときに、もう一度このことについて触れたいと思います。

異なった種の哺乳類の歯は、それらが食べている物と深い関係があります。たとえば、ヒツジとイヌでは歯の形や並び方がまったく違います。頬の歯である小臼歯と大臼歯の場合、ヒツジは硬い草を噛み砕くために先が平らな歯が並んでいますが、イヌの歯は肉を引き裂いて食べるため、剣先のように鋭くなっています。前歯すなわち切歯と犬歯の場合も同様です。ヒツジは草をすり潰すためのしっかりした平らな切歯を持っていますが、犬歯は持っていません。しかし、イヌは、鋭い切歯と犬歯を持っており、これは肉を上手に引き裂くためのものです。350万年前の人類は、純粋な草食動物の歯でも、また純粋な肉食動物の歯でもなく、たぶん、すべての食材に対応する雑食性の歯を持っていたと思われます。しかし、これは広く一般化できることではありませんし、食べ物の中の植物と動物の割合や、どんな種類の植物や動物を食べていたのかということもわかっていません。

また歯の化石の表面を削って顕微鏡観察することによっても、何を食べていたのかを推測できます。大雑把に言えば、歯の表面のパターンに、小さな穴や、異なった方向のひっかき傷が複雑に混じり合った「表面の複雑さ」が見られれば、それは、固い種子やナッツ、それから、その他の硬くてもろい物を食べていたことを示しています。一方、多くの細い平行した線は、「異方性摩耗」といいますが、これは、イネ科の植物やスゲのような硬い植物性の食物を食べていたことを示しており、ヒツジの歯のように、後ろと前に歯をすり合わせて食物をかみ砕いていたことが伺われます。表面の微細な摩耗のパターンは、発見された歯の持ち主の死亡する直前の状態を反映しているだけであり、四季を通じて、さらに、生涯を通じて、どのような食生活をしていたのかは、判断できません。アウストラロピテクス・アファレンシスの微細な摩耗の研究では、彼らが、種子やナッツより、多くの草や、植物性の食べ物を食べていた様子がわかります。しかし、彼らが肉を食べていたかどうかは不明です。

さらに、道具は、初期の人類の食べ物について、重要な情報を与えてくれます。最も初期のものとされている石の道具は、250万年前にホモ・ハビリスによって、骨から肉を剥がしとるために使われており、初期の人類が植物とともに肉を食べていたことを示しています。ホモ・ハビリスの化石と一緒に、シマウマのような人間以外の骨の化石が発見された際に化石の表面に溝が見られたのは、たぶん、火打石でつくられた道具で、肉が骨から切り出されたのでしょう。これらの初期の人類は、ハンター（狩猟人）にもスカベンジャー（採集人）にもなることができました。たとえば、ライオンのような大きな野獣によって殺された大きな動物を横取りしたり、ハンターとして大動物を仕留めることもできました。ハンターにしろ、スカベンジャーにしろ、またはその両者であったとしても、ホモ・ハビリスは、アウストラロピテクスのような祖先とは異なり、彼らの食べ物の中には、かなりの肉が含まれていたようです。道具の使用は、さらに時をさかのぼるのかもしれません。２００９年にエチオピアで発見された、３３０万年前のもと思われる大きな有蹄類の骨の表面には、石の道具で切り分けられた跡が見られたのです。もしこの解釈が正しければ、アウストラロピテクス・アファレンシスが道具を使用した、最古の人類であったと考えられます。

　動物がどんなものを食べていたのかは、歯のエナメル質に残された化学物質を調べればわかります。植物も動物も、その大部分は、４種類の元素、炭素、水素、酸素、窒素からできていますが、植物は、空気中の二酸化炭素から、光合成でグルコースをつくり出しています（第５章参照）。しかし、空気中の炭素原子はすべて同じではなく、異なったかたち、これを同位体といいますが、ほんのわずかな質量の違いを持った状態で存在します。典型的な二つの同位体として^{12}Cと^{13}Cとよばれる炭素があります。これらは光合成により、植物の種類によってほんのわずかずつ異なった割合で植物中に取り込まれます。いわゆるC_4植物は[1]、二酸化炭素を光合成によって炭素原子4個でできた化合物に取り込み、多くのイネ科の植物やスゲなどは、イネやムギなどのC_3植物に比べ$^{13}C/^{12}C$比（$\partial^{13}C$といいます）がより高い傾向にあります。C_3植物には、ほとんどの樹木、灌木、および草本植物が属しています。化石の中に残っている$\partial^{13}C$の値を測定すれば、私たちの祖先がどんな植物を食べていたかがわかります。歯のエナメル質は、丈夫で化石化する過程で壊されないので、このような調査ができるのです。現存する動物の場合は、$\partial{}^{13}$Cの特徴的なパターンを、食物連鎖によってたどることができます。アンテロープ（レイヨウ）のような牧草を食べる動物は、キリンのような若葉を食べる動物に比べて$\partial{}^{13}$C値が高く、また、草食動物を食べる捕食者の$\partial{}^{13}$C値も餌食になった動物の値を反映して高くなっています。このように、$\partial{}^{13}$Cの値が高いということは、その化石になった人類が、イネ科の植物やスゲを食べていたのか、あるいはそれらの植物を食べた動物を食べていたのかを示しています。

3種類の人類の化石について、歯のエナメル質の炭素同位体比が測定されています。一つは南アフリカで見つかったアウストラロピテクス・アフリカヌスで、アウストラロピテクス・アファレンシスよりわずかに体重が重くしっかりした体形をしており、もう少し新しい親類と考えられます。もう二つは、しっかりした顎を持ち、頭蓋骨に大きな隆起を持つことから、非常に強い咀嚼筋を持っていたと考えられる南アフリカのパラントロプス・ロバスタスと東アフリカのパラントロプス・ボイセイです。パラントロプス・ボイセイは、「ナッツクラッカーマン（くるみ割り人）」として知られていますが、これは、この人類が強い顎と大きな歯を持ち、硬いナッツや種子を粉砕して食べていたと考えられるからです。アウストラロピテクス・アフリカヌスは、２００万〜３００万年前に棲息していましたが、あとの2種の人類は、２５０万〜１２０万年前に棲息していたと考えられます。

これらの結果はさらに驚くべきもので、ナッツクラッカーマンはたんなるナッツクラッカーではなく、彼らの食べ物の75～80パーセントはイネ科の植物やスゲだったのです。南アフリカで見つかった二つの種は、彼らの顎の大きさが違うにもかかわらず、どちらも食べ物の25～35パーセントをC_4植物から得ており、それらはイネ科の植物やスゲ、あるいは、これらの植物を食べた動物でした。彼らの歯の微細な摩耗のパターンは、イネ科の植物がおもな食べ物ではなかったことを示しています。したがって、これらの人類は、専一な植物捕食者というよりは、雑食性の日和見主義者であったという解釈が、最も妥当なようです。日和見的な食生活と合致して、$\partial^{13}C$のパターンは、個人個人の間で大きく異なるだけでなく、1人の人の歯を垂直方向に切断して調べてみると、場所により大きな違いが見られ、個人の一生を通した食べ物の変化が、歯に記録されていたのです。

化石人類の食べ物を明らかにする研究を完成させるには、まだまだ道は遠いのですが、アウストラロピテクスからヒト属への私たちの進化の遺産は、植物食性から動物食性へとしだいに変化した柔軟性のある日和見雑食性動物であると、とりあえず結論づけてもよいかもしれません。肉を狩りで得ることは、人類の進化のもう少し後の段階で、重要性が増してきたと考えられます。

狩猟採集の生活から、現在の生活までの旅の過程で、私たちが食べてきた食事には、三つの大きな変化がありました。第一は「調理」することの発見、第二は「栽培」をはじめたこと、第三は食物の「保存と加工」です。現在では、世界中のほとんどの人の典型的な日常の食べ物は、調理され、耕作または養殖され、加工されています。

調理

チャールズ・ダーウィンは、「調理」は言語に次いで人類が発見した第二の偉大な革命であると述べています。食物は調理して食べるより生《なま》で食べるほうが健康によいと考える人たちがおり、「生食への回帰」を指向する傾向さえ見られます。そして、すべての人が何らかのかたちで生の食べ物を食べています。たとえば、果物、野菜、刺身などです。しかし、私たちが食べている圧倒的に多くの食べ物は、調理されています。調理された食べ物は、全般的に消化しやすく、安全で、また栄養学的にもより優れています。現在の人類にとって、いま、手に入る野菜や果物、穀類は、古代人が食べていた野生の食べ物に比べてはるかに消化がよく、栄養学的にも優れていますが、生の食べ物だけを食べて健康を維持することはきわめて困難です。

調理の発見は、私たちの先祖の食生活を大きく変えました。人類学者のリチャード・ランガムは、調理は、私たちの食事のみならず、私たちの体形、脳、社会生活に対しても、強い影響を与えたといっています。

調理することによって、植物が昆虫やそのほかの草食動物から身を守るために生産している毒素を壊し、食べられない植物を食べられる食品に変えることができます。たとえば、インゲンマメは調理しないと毒性がありますが、調理することによって毒素であるレクチンのフィトヘマグルチニン[2]（植物性血球凝集素）を分解し、無毒化することができます。このような毒性の化合物は、植物の「二次代謝産物」と称されており、植物の正常な生長や発生や生殖に直接的に働いているのではなく、純粋に化学的な防御剤として生産されています。これらの物質は、私たちが摂取している多くの植物、たとえば、コーヒーや芽キャベツの苦味成分になっています。第2章で、苦味のある食べ物について改めて述べ、さらに、第4章でも植物の「二次代謝産物」が持っている可能性のある栄養学的な恩恵についても述べましょう。

調理によって、食べ物を安全なものに変えるもう一つの例は、サルモネラ菌のような食中毒の激しい発作を起こさせる病原微生物を死滅させることです。生の食べ物を食べる人たちでも、多分ミルクは70℃で15秒間加熱することにより、細菌を殺してから、すなわち「調理」されたものを飲んでいるでしょう。第3章では、低温殺菌技術が多くの命を救ったことについて述べます。

調理された食べ物は、多くの場合より消化しやすくなり、またエネルギーの産出も多くなります。なぜなら、熱処理により、植物の強靭な細胞壁のセルロースと動物の強靭な結合組織がズタズタに分解されるからです。生のカブや、生の米、生の子ヒツジの足の肉などを噛んで食べることとは、これらのものを調理して食べることよりはるかに難しいです。頑丈な組織を噛み砕いて食べるために消費されるエネルギーは、食べ物を調理するために使われた化石燃料や、その他のエネルギーに取って代わられ、食べ物が調理されているときには、体内で獲得するエネルギーと消費されるエネルギーの比は前者のほうがはるかに大きくなります。

生野菜は、より栄養価が高いといわれていますが、それはある種の栄養素、たとえばビタミンCなどが、調理により破壊されてしまうからです。しかし、調理することによって消化の悪い植物の細胞壁のセルロースを分解し、生のままでは私たちが利用できない細胞内の栄養分を放出させることによって、食べ物の栄養価を高められることも事実です。

リチャード・ランガムは、調理は、人類の多くの世代を超えて、私たちの祖先の形態に進化を起こさせ、そのことが化石に示されている、と主張しています。それは、化石に残された歯や顎の大きさが小さくなったことや、胸部の大きさが小さくなっていることから消化器官が短くなったと考えられるという説です。大切なことは、調理は、食べ物をより効率よく消化させることで、私たちのエネルギー獲得量を増加させるということです。ランガムは、このことが、150万～200万年前に、私たちの祖先の脳が急激に大きくなりはじめた決定的な原因だと考えています。なぜならば、脳は活動を維持するために大量のエネルギーを消費するからです。私たちの脳は、身体の体積のわずか2パーセントしかありませんが、エネルギー消費量は全体の20パーセントを使用しています。アウストラロピテクスの脳は約450立方センチメートルで、ホモ・ハビリスは約600立方センチメートルでしたが、ホモ・エレクトスは約1100立方センチメートルで、1330立方センチメートルの脳を持つホモ・サピエンスにずっと近い大きさでした。身体の大きさが増大したことを考慮しても、ホモ・エレクトスとホモ・サピエンスの脳は、彼らより古い旧原人の脳より相対的にかなり大きくなっています。ランガムは、最終的に、「調理は、人類を食物を噛み砕くための時間から解放したので、おしゃべりに時間を使えるようになり、私たちの社会生活がより豊かなものになった」と結論づけています。

人類の進化における、調理が果たした劇的な影響力に関するこの仮説は説得力がありますが、まだ議論の余地が残されています。たとえば、いま述べた、脳が大きくなるという形態学的な変化が起こりはじめた時期から推測すると、調理が190万年前にはじまったことになります。しかし、管理された火の計画的な使用が考古学的に証明されているのは、ほんの25万年前からですが、人類による単発的な火の使用はもっと古い時代にさかのぼります。たとえば、およそ40万年前の木製の投げ槍6本が、多くのウマの骨と一緒に北部ドイツのシューニンゲンで、発見されました。ウマは、たぶん、狩人により食べ物として殺されたと見られ、驚くべきことに、そこには火を燃やした跡がありました。イスラエルでは、考古学者により80万年前の人類が、火や炉を使った跡が発見され、その周辺で石器をつくり、種子を炒り、魚やカニや、さらに多くの種類の哺乳動物を食べ、多くの営みが行われていたことが報告されています。これより古い時期に、人手によって管理された火が使われた証拠はいまだ発見されていませんが、１００万〜１５０万年前に焼かれた骨が、南アフリカのスワルトクランスで発見されています。人類の進化の記録を残す化石は非常に限られたものですが、過去数十年間の多くの重要な新発見が、人類の進化に対する私たちの見方を劇的に変えました。たぶん、私たちのずっと離れた祖先は、その化石がわずかであってもいずれ発見されると思いますが、その場所は、彼らが火を起こした場所の近くではなかったと思われます。

過去１８０万年の間に、私たちの祖先の形態や生理学的な特徴が劇的に変化して、調理した食べ物を食べるのに都合よく変わったことは、疑いようがありません。現在の私たちの顎はあまりに弱く、歯や口は小さく、消化管はあまりに短く、野生の生の食物を食べることはできそうもありません。そして、私たちの脳は、調理された食べ物から供給される豊富なエネルギーを必要としています。私たちに最も近い霊長類が食べている食べ物の多くは、あまりに強靭で、毒性が強く、飲み込むにはあまりに苦く、また、人類以外の動物なら食べられる動物の死骸の肉を食べれば、私たちは食中毒を起こしてしまいます。

このような、野生の食物を生で食べて健康に生きられるという能力を失うことは、生物の形態や生理機能の中で不要なものは消滅していくという、自然選択による進化の一例です。17世紀に絶滅したドードーは、インド洋の天敵がいない一つの島に棲んでいましたが、飛ぶ力を失いました。また、暗い洞窟や地底湖に棲むブラインドケーブテトラ[3]は、色素形成能や目が退化しています。このような現象が起こる理由は、二つあります。一つは、「ただ飯はない」ということわざどおり、身体の器官を生産したり、機能を維持したりするには多くのエネルギーが必要で、また感染したり、器官が機能不全になる危険性がありますから、器官が生存に必要ないならば、負担を減らすために、その機能（器官）を退化させてしまうという選択をすることになります。二つ目は、一つ目の理由とも関係するのですが、成長と発達の過程で、ある機能が別の能力を割り当てられることにより、総合的にみると生存に有利になるのです。たとえば、ブラインドケーブテトラでは、圧力を感じるセンサーが目の代わりに「暗闇で見る」能力を担っています。

ホモ・エレクトスの体形や生理機能の変化は、起こるべくして起こったもので、大きな歯や顎、長い消化管は、もはや生存に有利ではなくなっていました。もし、この進化にかかわる推進力が、調理法の発見でないとするならば、これに代わる何かがあるはずです。そのおもな説は、食べ物の内容が、高品質な動物の肉を食べることを基本にした食事に切り替わったことと、道具を使って肉を小さく切り裂き、消化しやすくしたことだというものです。この考えに反対する意見として、肉食動物は草食動物と比べ、身体の大きさに対して相対的に大きな脳を持っていますが、進化の過程で、人類に見られたような劇的な脳の大きさの変化を来した例は、ほかの肉食動物にはないともいわれています。しかし、肉食と調理法の両者が、人類の体形や生理機能に変化をもたらしたと考えることも可能であり、二つの考えは相反するものではありません。

農耕・栽培・牧畜

現在もアフリカと南米に残っている、昔ながらの狩猟採集生活をしている数少ない集落の人びとは、自分たちの食べ物を集めるのに、毎日最長7時間もかけています。生きるための食べ物を得ることに、じつに多くの時間とエネルギーを消費しなくてはならないのです。また、狩猟採集生活をしている人たちは、小さな集団で、人口密度の低い状態で生活しています。なぜならば、生き延びるのに十分な獲物を捕るには、広大な土地が必要だからです。私たちの祖先が狩猟採集生活をしていた頃の全世界の人口は、多分、現在のロンドンやニューヨークの人口より多くはなかったでしょう。

このような生活は、すべて1万5000年前頃に変わりはじめました。そのとき、地球上のいくつかの場所で、人類が農耕をはじめたのです。その場所が、五か所だったのか七か所だったのか、あるいはもっと多くの場所ではじまったものなのか、議論の余地はありますが、農耕は、数千年前に多分それぞれ独自に、南西アジア（現在のイラク）、中国、アフリカ、ニューギニア、北米、中米、そして南米ではじまったと思われます。異なった農作物や家畜が、それぞれの場所に適応して栽培されたり、飼育されてきました。たとえば、南西アジアでは、オリーブ、コムギ、エンドウ、ヤギ、ヒツジなどが育てられ、中米では、トウモロコシ、マメ、カボチャ、シチメンチョウなどが栽培・飼育されていました。それぞれの地域で、狩猟採集生活者が、すでに食べていた食べ物の中から栽培に最も適した農作物や動物を選んだことは、最もなことだと思われます。たぶん、農作物は、もともとは、野山から採取した種子や果物が、人が定住している狭い区域のあちこちに落下して育つという方法で、偶然植えられたのでしょう。種子によっては、動物の消化器官を通過して排出され、発芽できるようになるものがあり、そうしてこれらの植物は自然に分散します。そこで、人が生活する地域につくられた掘込み式の便所の近くは、農業をはじめるための肥沃な土地になったのでしょう。捕まえたある種の動物を家の近くで飼うことは比較的容易で、その後、計画的に繁殖させるようになったと考えられます。一度農耕がはじまると、それは、急速に世界中に拡大していき、おそらく農耕者の人口は、狩猟採集者より急速に増加していったものと考えられます。

最初の農耕者は、本人は気がついていないと思いますが、人類史上最初の遺伝学者といってよいでしょう。おそらく、有史以前の農耕者は、数十、数百、数千の世代を通して、最も大きな実をつける種や、毒素がほとんどない植物や、最も大量のミルクを出すヒツジや、成長の早いブタなどを選別し、野生種を徐々に栽培種の農作物や家畜へと変えていきました。農耕者によってもたらされた各種の野生種を家畜化する進化過程は、進化論者のチャールズ・ダーウィンの「自然選択（淘汰）説」の証拠として使われました。彼は、『種の起原』の中で、このことを、「人為選択」と表現しています。

「選択の過程（淘汰）はゆっくりと進むでしょうが、もし肉体的にはひ弱な人間が、人為選択の力で多くのことができれば、私には、変化の量に際限のないことがわかるでしょう。すべての生物の間で、あるものがほかのものとともに、またそれらの生物の生理的条件を伴って、相互の順応の絶妙さと無限の複雑さに際限のないことがわかるでしょう。個々の生物の生理的条件は、自然の選択力によって、長い時間をかけた結果もたらされたものかもしれません。」

20世紀前半の遺伝学の初期の発展の多くは、人為選択が農業の進歩にどのように利用されたかをよりよく理解したい、という願いによって進められてきました。このことについては、第5章で再度述べます。私たちには、どうやって植物の栽培や動物の飼育がはじまったかという真相は、これからもわからないかもしれませんが、信頼性の高い多くの事象を紹介できるでしょう。

理論的には栽培が可能な数千種を越える植物の中で、ほんのわずかの植物が、世界の農業を支配しています。たとえば、国際連合食糧農業機関（FAO）の報告によれば、穀物ではたった3種類——トウモロコシと米とコムギ——が、世界のすべての穀物生産高の87パーセントを占めており、消費されているカロリーの43パーセントを占めています。このほかに、6種の穀類——オオムギ、モロコシ、カラスムギ、キビ、ライムギ、ライコムギ（コムギとライムギの雑種）——が、残りのほとんどを占めています。同様にマメ科の農作物では、ダイズ、エンドウ、レンズマメが、非常に少ない優先種で、これは家畜化された動物でも同様です。ジャレド・ダイアモンドは、彼の著書『銃・病原菌・鉄』で、48種類の大型の草食性哺乳類の中から、わずか14種の動物が家畜として選択されていると述べています。植物と同様にわずかな動物——ヒツジ、ヤギ、ウシ、ブタ——が、世界の食糧生産の優先種です。家禽化された鳥類の大多数は、ニワトリ、シチメンチョウ、アヒルとガチョウです。

非常に多種類の動物が家畜の候補に挙げられるのに、なぜ、ほんのわずかな動物だけが家畜になったのかという問に対し、ダイヤモンドは家畜としてふさわしいかどうかであると答えています。私たちの祖先が的を絞った動物種は、たとえば、大きさ、調教のしやすさ、成長の早さ、飼料、社会性（高度な縄張り意識の高い動物は、家畜には向きません）といった要因を組み合わせて選ばれているのでしょう。植物の農作物についても、たとえば、消化のしやすさ、栽培のしやすさ、生長の早さなどについて同様の基準を設けることができ、数千種の潜在的な可能性のある植物の中から、ほんのわずかな種類の植物だけが栽培されてきた理由が説明できます。

ダイヤモンドによると、農業は、数々の新しい技術、人口の増加、より大きなコミュニティ、農業や戦争に見られるような、社会の中でそれぞれの仕事が専門化する可能性など、多方面にわたって人類社会に劇的な変化をもたらしました。このような変化は、病気の蔓延、記録を残すための文書の発達、正式な統治構造、そして最終的には近代国家の形成へと順番に導かれていきました。

少なくとも、総合的に見ると人の健康に対する農業の影響は短期的にはよくなかったようです。最も初期の農耕者は、狩猟採集者より背が低く、虫歯になっていました。それは、彼らが栽培した炭水化物の作物を食べていたためでしょう。これらの変化は、ほとんどすべて人類の遺伝的な変化によるものではなく、単純に栄養学的な影響で、変化に乏しい、タンパク質の少ない食事によるものだと思われます。しかし、健康への農業の悪い影響は、時を越えて和らいできたに違いありません。たぶん、このことを最も詳細に示す証拠は、アン・スターリングとジェイ・ストックによる紀元前1万3000〜1500年のエジプト・ナイル流域から出土した242個体のヒトの化石に関する研究によってもたらされたものでしょう。農耕がはじまる前の人類は、初期の農耕者より10センチメートルほど背丈が高く（1・73メートル）、歯のエナメル質の喪失を指標にすると、栄養状態の悪い兆候はほとんど見られませんでした。紀元前4000〜5000年の狩猟採集民の39パーセントの栄養状態が悪かったのに対して、初期の農耕者のじつに70パーセントの栄養状態が悪かったのです。しかし、紀元前2000年までに、農耕者たちの栄養状態は狩猟採集民たちに比べてよくなり、エナメル質の喪失は、わずか20パーセントに減少していました。このように、農耕がしっかり確立して効率がずっとよくなり、狩猟と採集よりも、より確かな食糧供給ができるようになったのです。

農耕が生き残り、広がってきた一つの理由は、私たちが過去1万年の間、ことのほか温暖で安定した気候のもとで生活してきたことにあります。地球の気候は、私たちの祖先のホモ・ハビリスとアウストラロピテクスも含めたすべての人類の歴史の中で、寒い時期（氷河期）と寒くない時期（間氷期）の間を行ったり来たりしてきました。この変化の詳細については、極地の氷の中に化学的、物理学的変化として記録されています。ドリルで氷に深い穴をあけ、ボストーク基地の氷床コア（筒状の氷の柱）の最も長いものは、3キロメートルを超えていますが、そこに記録された地球の「気候の化石」について、過去40万年以上の状況がきわめて詳細に調べられています。最後の氷河期は、約1万1000年前に終わりました。農耕のすべてと関連した人間の文明の発展は、おおむね現在の間氷期に起こっています。この暖かい期間は1万〜3万年続いており、理論的に計算すると、遠い将来には非常に長く非常に寒い時期が待っています。人がつくり出した地球温暖化は、地球規模のサイクルを覆すほどのものではありません。第5章では、将来の食糧生産についてふたたび述べるつもりですが、気候変動が自然現象なのか、人の生活が引き起こしているものなのかについても触れます。

保存と加工

この2、3日の間に、あなたが食べた物を思い出してみましょう。それらの多くは、何らかの方法で保存され、加工されていて、生では食べられなかったものが食べられるようになり、いっそう美味しくなって、成分組成が変わっているはずです。フルーツジュースやミルクはたぶん殺菌され、パンの材料のコムギやライムギは機械で挽かれて粉になり、酵母と水と塩を加えて混ぜて焼かれ、ジャムは砂糖を加えて調理した後で保存され、お茶の葉はふつう、乾燥されています。

農耕が順調に行われるようになったということは、祖先たちがすぐに食べられる物をだけを食べていた時よりも、たくさんの食糧を手に入れられるようになったことを意味しています。このことは、生産物が季節ごとに異なることに気づき、それらを何らかの手段で保存しようという考えと結びつきました。燻製（通常、塩漬けと乾燥を併用します）、乾燥、発酵による酸味の添加、または塩漬けなどという方法です。じつのところ、これらの方法が、いつ、どこで発明されたのかわかっていませんが、おそらく農耕がはじまって間もない頃に、複数の場所で、それぞれ独自に発明されたものと思われます。なぜなら、いろいろな方法が、食べ物の種類や地域性に合わせて用いられているからです。たとえば、乾燥は、日差しが強く暑い気候の場所で果物をうまく保存するのに適し、海の塩を使った塩漬けは、海岸近くで魚を保存するのに適しています。

これらの四つの方法には共通した特徴があります。それは、食べ物が細菌やカビやその他の微生物によって腐敗しない環境をつくることです。また、これらの保存方法では、食物中で自然に起こり腐敗の原因となるどんな化学反応も、ゆっくり進むようになります。私たちの祖先は、微生物のことは知りませんでしたが、試行錯誤しながら、食べ物を腐らせずに保存する方法を発見してきたのでしょう。房からブドウを外して、2週間ばかりほっておくとカビだらけになりますが、干しぶどうは上等な食品です。空気中で乾燥させた骨付きのセラーノハムは、スペインのタパス・バーに吊るされて数週間もちますが、一方、生の豚のもも肉は、数日で痛んでしまうでしょう。長い間冷蔵庫に入れてあったミルクは酸っぱくなりますが、同じ日に買ったハードチーズは美味しく食べられます。

西洋の漬物のピクルスは、酢に漬けてつくるか、塩水に漬けて発酵させてつくります。酢自体が発酵によってできたものですが、塩を加えて室温で保管すると、細菌や酵母が働き、防腐作用のある乳酸などを生産します。同じように乳酸発酵によってつくるのが、ドイツのザワークラウトや韓国料理のキムチです。ヨーグルトやチーズのような発酵させた乳製品の製造に用いられる最も重要な細菌の一つは、ストレプトコッカス・サーモフィラスです。この細菌が、これと近縁でヒトの口に感染する病原性細菌のストレプトコッカス・サリバリウスから進化したものだということが、DNAシーケンスの分析によってわかりました。遺伝学的な情報によると、発酵性の細菌が出現したのはおよそ1万年前で、それはちょうど、私たちの祖先が、はじめて動物を家畜化した時期と一致しています。進化の過程で、ストレプトコッカス・サーモフィラスは、ヒトに対して危険な感染症の原因となる遺伝子を失いました。同様なことが、ラクトバチルス属の乳酸菌にも起こっています。これらの観察結果が示唆する魅力的な仮説は、「ミルクの発酵はたぶん、人が偶然、飲み物の容器に唾を吐いてしまったことによって起こった」というものです。しかし、発酵を起こすすべての微生物が、人の体内から出てきているわけではありません。ワインやビールの中でアルコールをつくり出す酵母は、ブドウやバクガ（麦芽）など、生の材料の表面に自然に生じていたものです。

古代ローマの思想家で政治家で作家の大プリニウス（プリニー・ザ・エルダー）によって、ローマの兵士の給与が貨幣ではなく塩（salt）で払われたことが「サラリー（salary）」の語源です。「塩の下座[4]」、「塩の価値がある[5]」とか「地の塩[6]」といったりするのは、中世の時代に、塩は重要な必需品であったことを物語っています。北ヨーロッパでは、塩がとても高価で、裕福な人たちだけしか手に入れられませんでした。なぜならば、塩は南ヨーロッパから輸入されており、その製法は地中海沿岸の多くの場所にいまでも残っている手間のかかる方法で、海水を蒸発させて製造していたからです。塩漬けは、非常に古くからある食品の保存法の一つですが、中世の後半、ヨーロッパで魚を保存するためにとくに重要になりました。

現在のお店でも、昔ながらの方法で保存された多くの食品が売られていますが、その他に、ずっと近代的な二つの保存食がスーパーマーケットの棚を占めています。その二つというのは、缶詰と冷凍食品です。

缶詰食品の発明は、科学の発見より先に技術がどのようにして起こったかを示す、注目すべき例です。

缶詰のもとになったびん詰めによる食品の保存方法は、フランス人のニコラ・アペールによって、19世紀の初頭に発明されました。彼は、食品をガラスびんの中に入れて蓋をし、沸騰水中で煮沸して内容物を調理しました。これは加熱殺菌として知られている操作です。つまり、アペールは食品を殺菌することができたのです。それは、化学者で細菌学者のルイ・パスツールが、1862年に食品を腐敗させる微生物を加熱によって殺せることを知る50年以上も前のことでした。アペールは、ある競技会に向けてこの技術を開発しました。「兵隊は腹で行進する（兵隊は十分な食事が与えられたときだけ、よく戦う）」とは、ナポレオン・ボナパルトの格言ですが、1795年、フランス政府は、食品を腐らせずに、行軍中のナポレオンの兵隊に食べさせることができた人に、1万2000フランの賞金を与えることにしました。アペールは、彼が公表した方法で1809年にその賞を獲得し、1810年に、『すべての種類の野菜や肉を数年間にわたって保存する方法』という題名で書籍を出版しました。

アペールの技術は、食品の保存方法としては、それまでの方法と比較して格段に優れており、広範囲の食品に応用され、香りや食感も、新鮮な食材を調理したものと、それほど違いませんでした。彼の方法は、すぐに英国人のピーター・ドウランドに真似され、アペールの使ったガラスびんはブリキの缶に変えられたので、重くて壊れやすいガラスびんの欠点が改良されました。2年後の1812年には、英国人のブライアン・ドンキンとジョン・ホールが、缶詰食品の企業化をはじめましたが、真の意味での製缶工業が広く一般化するのは、1855年に缶切りが発明されてからでした。このときまで、缶はハンマーとノミで開けられていたのです！　ドンキンとホールの缶は、手作業で、熟練工でも1時間に6缶つくるのが精一杯でしたが、現代の工場では1分間に１２００個もつくられています。

缶詰は、最も効果的な食品の保存方法の一つで、１８４２年に缶詰にされた肉とグレービーを、１１５年後の１９３９年に開缶したときでさえ、中身はよい状態でした。缶詰はいまや飲料やペットフードや食品以外の多くの物にも応用されています。しかし、最近の数十年、少なくとも先進国の間では、食品の保存に関する缶詰の優位性は明らかに低下し、別な技術に取って代わられています。それが、冷凍保存です。

食品を、新鮮に保存するために冷蔵する考えは古くからありました。最も古い氷の家（ヤクチャール）の記録は、紀元前１７００年頃にイランの北西部に存在した厚い壁でできた建物で、半分は地下に埋まっていました。16世紀はじめのイタリアでは、氷に塩を混ぜてマイナス18℃まで温度を下げることに成功し、19世紀中頃までには、オーストラリアから英国へ、凍結した魚や肉が運ばれていました。しかし、現代の冷凍食品産業は、１９２０年代になって、米国のクラレンス・バーズアイによってはじめられました。バーズアイは、カナダ北極圏への釣り旅行の際にイヌイットの漁を観察し、冷凍食品製造の鍵となる発見をしました。それは、非常に急速に冷凍すると生物の細胞の中にできる氷の結晶がより小さくなり、食品への損傷が少なくなるということでした。このことが、ほかの競争相手の冷凍食品よりも彼の冷凍食品が優れている理由でした。こうして、家庭の冷凍庫や冷凍室を持つ冷蔵庫の需要が大幅に伸びることとなりました。缶詰と比べた冷凍食品の利点は、しばしば風味や食感が新鮮な食材とほとんど見分けがつかないことと、ケーキからカリフラワー、チキンカレーからチョコレートムースまで、広範囲な食品に対して応用できるようになったことです。

食品加工

調理と保存は、食品加工工程の重要な二つの要素です。加工には、材料を混ぜ合わせることや、材料の物理的あるいは化学的な性質を変化させることも含めてよいでしょう。パンは、お馴染みの混合物の加工食品で、大昔からつくられていましたが、たぶん、中東が発祥の地でしょう。ここはパンをつくるのに最も適したグルテンの豊富なコムギなどの穀物が最初に栽培された場所で、ちょうど農耕が最初に開始された頃のことです。最も初期のパンは、パン種《だね》を使わず、臼で挽いた穀物と水をこねて平らな石盤の上で焼いたものでした。その後、酵母によるパン種が発見され、4000年前にエジプトでパンの製法が確立しました。これは天然酵母に感染した穀物を使った結果、偶然、現代のパンと同じようなものができたというのがほぼ間違いなさそうです。

無発酵パンをつくるのには、四つの要素が必要です。水と、グルテンの豊富な穀物（グルテンはパンに粘性と弾性を与え、しっかりした骨組みをつくらせます）と、粉を挽くための粉砕器（乳鉢と乳棒）と、熱した石盤です。これに酵母と、石盤の代わりのオーブンを加えれば、現代のパンと遜色のないものができます。一方、もう一つの初期の加工食品であるチョコレートは、まったく食用に適さない食材を、素晴らしく魅力的な食品や飲料に変化させるのに、多くの段階が必要で、その加工法は、少しずつ進化してきました。それは何世紀にもわたる食品加工技術の進化の驚くべき実例で、ホモ・サピエンスが食に適さないものを、最高の食品として仕上げげた、きわめてまれな例といえるでしょう。

チョコレートは、カカオ（学名 *Theobroma cacao* の Theobroma は「神様の食べ物」の意）の木の実からつくられ、この樹は中南米が原産です。種子つまりカカオ豆は、メロンのように見える卵形で肉厚のサヤ（長さ15～30センチメートル、直径8～10センチメートル）の中で育ちます。２０００年前から約１０００年の間、中米のマヤ族の人びとは、太陽の下で、カカオ豆を豆の周りの糖質に富んだ果肉とともに発酵させていました。乾燥したカカオ豆は、不良なものを風で飛ばして選別し、粉砕した後焙煎され、熱湯と唐辛子やバニラなどの香辛料や、野の花などと混ぜられます。カカオの飲み物は、正式な晩餐会で重要な役割を果たし、カカオ豆は高価で、取引商品となり、場所によっては貨幣として使われることもありました。

カカオは、16世紀には、ヨーロッパへわたりました。チョコレート（chocolate）の名前は、マヤ語のchocol（熱い）と、ナワトル語のatl（水や飲み物）に由来していると考えられます。

現代のチョコレートは、17〜18世紀にヨーロッパのチョコレート・ハウス（チョコレートの飲み物を提供する上流階級の社交場）で出されていた、脂肪分が多くて口の中がざらざらするような飲み物とは、非常に異なっています。カカオ豆の仁（実）のほぼ50パーセントは脂肪（ココアバター）ですが、１８２８年にカスパルス・ヴァン・ホーテンがスクリュー付き圧搾機を発明するまで、この脂肪分を取り除くことができませんでした。圧搾機を使うようになって、ココアバターを取り除いた「ココアケーキ」がつくられ、これを粉砕してココアパウダーがつくられました。これは現代のココアパウダーとほぼ同じもので、砂糖と水やミルクと混ざりやすくなり、以前のものに比べて、脂肪分も少なくなりました。

ヴァン・ホーテンは、ココアパウダーにいくらかのココアバターを戻すと、固形のチョコレートバーができることにも気づきました。そしていまや、加工工程で何時間も、何日も撹拌してより滑らかな食感のチョコレートをつくり出しています。

次の章では、食べ物の好き嫌いについて探求していきますが、その出発点としてチョコレートはとてもよい材料です。チョコレートはどうしてそんなに欲しくなるのでしょうか。それには多くの仮説があります。たとえば、チョコレートは、ほんのわずかですが、カンナビノイド

（大麻 cannabis の化学成分の総称）とアンフェタミンに似た化学物質を含んでおり、これらがチョコレート中毒性（習慣性）を起こさせるのです。チョコレートは、また、少量のトリプトファンを含んでいます。これは体内で神経伝達物質のセロトニンに変化し、それが脳内で感じる「幸福感」と関係していると考えられています。もっと直接的には、チョコレートの主成分である脂質と砂糖は高いエネルギー源なので、私たちは生まれながらに欲しくなってしまうのです。そして、チョコレートは口の中の温度で固体から液体に変化し、まさに口の中で溶けてしまうのです。

（訳注１）イネ科（約７００属８０００種）の植物の多くはC_4植物ですが、世界三大穀物のイネとコムギはC_3植物で、トウモロコシだけがC_4植物です。

（訳注２）植物性血球凝集素。糖を特異的に結合する性質を持ち、動物細胞の表面に結合して凝集させるタンパク質（植物レクチン）の総称。血球を凝集する物質として発見され、おもに植物から分離されていたため、phyto（植物性）hemagglutinin（血球凝集素）とよばれてきました。

（訳注３）メキシコの地底湖や洞窟を流れる河川に生息している魚。眼が退化し、皮膚で覆われています。

（訳注4）食卓の上座の主人に近い所に塩の容器が置かれたことから、塩入れ容器を基準に、上座（above the salt）の反対側を下座（below the salt）といいます。

（訳注5）非常に価値がある、給料に見合うだけの働きがあるという意味。

（訳注6）新約聖書「マタイによる福音書」などに「イエスによる垂訓」の一つとして出てくる言葉で、塩が腐敗を防ぐことから、道徳や行いの優れた、社会の規範となるべき人びとを比喩的に示します。

第2章

好き、好き、だ〜い好き!

はじめに

イングランド南東部のオックスフォード市は、人口16万人の大学都市です。ここで外食をしようとすると、伝統的な英国のパブや圧倒的に数の多いファーストフードのチェーン店はいうまでもなく、カリブ海、中国、フランス、ギリシャ、レバノン、インド、イタリア、日本、マレーシア、メキシコ、モロッコ、スペイン、ロシア、トルコ、タイなど世界の各地のレストランがあります。

これらすべての異なった国や地域のレストランを挙げただけで、伝統的な料理、食材、調理法に、国と国、および文化と文化の間で大きな違いが見られることに気づきます。私たちが、インド料理を食べると、強烈な辛さのトウガラシはもちろん、クミン、コリアンダー、フェヌグリーク（南西アジア原産のマメ科の植物）、カルダモン、シナモン、ターメリックなどの多くの香辛料に出会います。これに対して、日本料理は、寿司、醤油、ショウガ、ワサビなどを思い起こさせ、イタリア料理は、パスタとトマトとガーリックの風味を思い出させます。オックスフォード市で展開しているレストランの種類は、50年前に比べるとかなり幅広くなっており、私たちの食べ物の好みがいかに速く変わるかを示しています。地球規模での人の交流や富の流動が、すでに多くの先進国にもたらされ、それが発展途上国にも広がっています。そして、食べ物の信じられないほどの多様性が当たり前となり、人びとはそれをいとも簡単に、何の不安もなく食べています。しかしながら、そこには限度があります。オックスフォード市では、東南アジアの特別な料理であるバルット、これは孵化直前のアヒルの卵を茹でたものですが、これを食べることはできません。あるいは、信心深いヒンドゥー教徒が聖水として飲んでいるウシの尿からつくった飲み物も飲めません。

それでは、どうやって、それぞれの料理に違いが生まれてきたのでしょうか。どうして、私たちには、食べ物の好き嫌いがあるのでしょうか。地球上のそれぞれ異なった地域で生まれた人びとは、異なった味覚の好みを身につけて生まれてくるのでしょうか。人びとは、ただ単純に、その土地で見つけられる食べ物に頼っているのでしょうか。私たちは、子どもの頃に与えられたものが好きになり、見慣れないものは避けるということを学ぶのでしょうか。私たちの好みは、文化的、または宗教的な伝統に由来するものなのでしょうか。

もちろん、ほかにも多くの仮説がありますが、それらと同様に、これらは互いに相容れないわけではありません。たとえば、伝統は、おそらく確実に伝統をつくっていきます。なぜならば、伝統の行事や風習は、その地域で手に入る食べ物を思い起こさせますし、私たちの嗜好は、子どもの頃に与えられた食べ物によって、大きな影響を受けています。そして、それらが、たぶん、料理の伝統が世代を超えて引き継がれる最も重要な経路だと思われるからです。

味　覚

まず基本的なことからはじめましょう。私たちが何かを食べたときに感じる「味覚」の話です。誰でも、食べ物の好みを考えるときは、たいていその食べ物が持つ「味」について最初に考えますが、実際には、それだけではありません。「味」には、より多くの要素がかかわっています。私たちが「味覚」とよぶものは、実際には、多くの場合その食べ物の風味であり、次に述べるように、いくつかの感覚が刺激されて信号が入力された複合的な結果です。現在では、異なった五つの味覚の受容体が、舌の表面に確認されており、それらは、甘味、酸味、苦味、塩味、それから「うま味」です。うま味とは、上記四つの味とは異なった食べ物の味覚です。これらの五つの味覚は、私たちが祖先から受け継いだ生き延びるための基本的な道具で、それらによって食べるという行動が成り立っています。甘味はエネルギーが豊富な食べ物を選ぶことに、苦味は毒から逃れ、酸味は腐敗している食品を食べないようにすることに役立ち、塩分は毎日汗や尿中に失われるので塩味を感じる食べ物を補給する必要があり、そして、うま味を感じるということは、その食べ物にタンパク質が含まれていることを教えてくれます。タンパク質は身体をつくる必須の成分です。

味覚の数がもっと少ないという考えは、東洋の国の言い伝えのみでなく、古代ギリシャにもありました。しかし、過去数十年の間に、科学者たちは味覚の基本的な生物学的メカニズムを明らかにしてきました。たとえば、どのようにして舌の表面の個々の受容体細胞が食物中の化学物質と反応し、味覚として判断する神経衝撃を生み出すのかがわかりました。これらの受容体の分子構造とその受容体中の遺伝子の変化は、依然、意欲的な研究課題であり、ほかの種類の味覚受容体が発見される可能性もあります。たとえば、油脂に対する味覚受容体について、いくつかの報告があります。さらに、トウガラシや黒コショウのような「辛味」の「味覚」も口の中で見つかっていますが、これは、味覚の受容体というよりは、痛みの受容体と位置づけられています。カリブ原産の激辛トウガラシのスコッチ・ボネットやアジア圏でよく使われるトウガラシのバード・アイがついた手で目をこすると、トウガラシの「辛味」ではなく目に痛みを感じます。

うま味

うま味の味覚受容体は、最も新しく同定された味覚受容体の一つです。21世紀はじめに味覚受容体は発見されましたが、それは、「味覚」が１９０８年に日本人の化学者、池田菊苗によってはじめて提唱されてから、ほぼ１００年後のことでした。彼は、２種類の化学物質、グルタミン酸塩とある種のリボヌクレオチドを発見し、これらが、肉やほかの食べ物の味をよくすることに気がつき、この味に対して「うま味」という言葉をつくりだしました。英語で美味しさを表現する口語の「yummy（ヤミー）」に相当するでしょうか。ヤミーは、味そのものだけでなく、見た目で美味しそうというときにも使われます。池田は特許を取得し、うま味増進剤としてグルタミン酸ナトリウム（ＭＳＧ）を生産しはじめました。当初、ＭＳＧは、マコンブから抽出していましたが、今日では１年間に２００万トン規模で、微生物発酵法で生産されています。ＭＳＧは、うま味増進剤として広く使われており、とくに自然な風味が失われる食品の加工や保存の過程で使われています。

ＭＳＧが人の健康を害する効果について、いわゆる「中華料理店症候群（グルタミン酸ナトリウム症候群）」をはじめとする、頭痛、胸部の痛み、口のまわりの無感覚あるいは焼けるような感覚、顔が圧迫されるか腫れ上がる感覚など、多くの報告があります。グルタミン酸は自然に体内でつくられ、神経細胞間で化学伝達物質（神経伝達物質）として何らかの機能を果たしていることが理論的に裏づけられていますが、ＭＳＧと中華料理店症候群との間に特別な関係があることは証明されていません。さらに、自然界に存在するグルタミン酸塩は、多くの食品に含まれていて普通に食べられていますが、特別な害を引き起こすことはありません。パルメザンチーズや醤油には、ＭＳＧがとくに高濃度で含まれているので、これらの食品には強烈な食欲をそそる味が与えられています。また、人の母乳はいうまでもなく、クルミ、マッシュルーム、トマト、その他の多くの食品にもＭＳＧは適度に含まれています。さらに「ＭＳＧを含まない」と表示されている多くの加工食品でも、タンパク質が加水分解されるとグルタミン酸塩が生じるので、加水分解された野菜のタンパク質のようなほかの風味促進剤が含まれていれば、結果的にグルタミン酸塩を含むことがよくあります。風味促進剤としてのＭＳＧの使用は、決して新しいものではありません。たとえば、グルタミン酸塩やうま味についての知識なしに、ローマ時代にも人びとは、ガルム、リクアメン、さらにはナンプラーとよばれる東洋の魚醤まで、食品の風味を増すために使っていました。

味覚から風味へ

食品が持つ多種多様な風味を、五つの味覚だけで説明することはできません。ラズベリーとストロベリー、ラムとチキン、シナモンロールとアーモンドクロワッサンのそれぞれの違いは、五つの味覚の違いとはまったく関係づけられません。なぜなら、風味には、舌の上で感じる味覚と鼻で感知する香りの組合せが含まれるからです。そのため、人びとはよく重い風邪を引いて鼻がつまったときに、食品から風味が失われてしまったというのです。

家庭でできる簡単な「実験」で、風味を増すうえでの味覚と香りの役割を明らかにすることができます。チューインガムの風味は、ミントの香りと甘味によるものです。甘味には、砂糖かアスパルテームのような砂糖の代替品が使われていて、どちらもおなじ受容体の反応を引き起こします。チューインガムが風味を失うのは、砂糖かミントか、または両方が使い尽くされたときの、どの場合でしょうか。答えは砂糖です。ほんの少しでも砂糖を舌の上に落とすと、ミントの香りが蘇ってきます。別の実験では、まず息を吸って、それから鼻をつまんでバナナを噛みます。鼻を閉じている間はバナナの香りを感じませんが、鼻から指を離して息を吐けば、バナナの香りが洪水のように蘇ってくるはずです。これが香りであって、舌の表面で感じる味覚ではないことがわかるでしょう。

この実験は、バナナの香りは、息を吐いたときに感じるものだということも示しています。このことは、風味を与える匂いは、いわゆる鼻腔の後方で感じる匂いといわれるもので、鼻の穴から吸い込んだ匂いのついた空気ではありません。口の奥で口と鼻の二つの通路が繋がっているので、鼻の後方に繋がる通路を移動してきた匂いが風味を与えているのです。バナナの香りは300種の揮発性化合物によって構成されており、鼻腔中の受容体によって検出されます。

人の嗅覚は、ほかの動物に比べて、それほど優秀でも鋭敏でもありません。なぜかというと、私たちは、昼行性で目が見えますが、ほとんどの哺乳動物は夜行性で、あまり視覚に頼ることができず嗅覚が発達しているからです。それでも、私たちは嗅覚によってかなり強く印象づけられます。私たちは、五つの味覚に対する受容体を持っていますが、嗅覚の受容体は400種類くらいあります。これはラットで見出された1000種類以上の嗅覚受容体に比べると少ないですが、神経生物学者のゴードン・シェファードは、人の脳には異なった種類の受容体から送られてくる情報を総合し結びつけるという際立った複雑さがあるので、これが受容体の種類の少なさをうまく補っているに違いないと主張しています。

特定の匂いを検出するのに、400種類の受容体がいろいろな順番と組合せで働くので、理論的に私たちが識別できる匂いは莫大な数にのぼります。これは、香水業者にとっては計り知れないメリットです。主要な国際空港の免税店を覗いてみましょう。そこには、500種を越える香水があるでしょうが、これはほんの一部に過ぎません。膨大な数の匂いを識別する能力は、膨大な種類の色を見分ける能力にたとえられます。色は、赤、緑、青の波長に対するわずか3種類の受容体からの入力に基づいて、脳がつくり出しています。とても曖昧なもので、点描画法で描かれた絵画を観るときに、非常に多くの色が入り乱れていることで生じる錯覚によって、観る人が脳の中でつくり出した色にたとえることができます。アロマ（芳香）も同様に、脳がつくり出したものです。

味や匂いに対する受容体は、細胞を取り囲む膜に局在しています。五つの味覚のうち、苦味、甘味とうま味は、鍵と鍵穴のように働きます。それぞれの受容体は、特定の分子を見つけることができ、ぴったり合う分子が受容体にはまると、細胞膜中と細胞自身の内部で分子の変化が連続的に起こり、最終的に電気信号が、脳あるいは神経系の特定の部位に送られます。塩味や酸味の伝達は、細胞膜にあるイオンチャンネルとよばれる分子の大きさの細孔中で特定の変化が起こり、それに引き続き化学変化が連続して起こって、最終的に、一つの電気信号を生じます。匂いを検出する受容体は、それぞれ異なった範囲の関連した化学物質を検出することができ、それはちょうど、目の中の色覚に関係する特定の種類の受容体が、特定の色の波長域の光を検出できるのと同じです。

しかし、味や匂い以上に、食べ物の風味というものは、もっと複雑です。脳は、光、音、温度、痛み、口の中で感じる機械的な感触、たとえば、パリパリとかカリカリとか、あるいは噛み応えなどのさまざまな感覚を取り込み、食べ物を食べることにかかわるすべての感覚体験をつくり出しています。一つの感覚経路の刺激が、ほかの感覚経路の応答を引き起こす現象を「共感」といい、たとえば、ある人が一つの音または数字を聴いた時に、特定の色を思い浮かべることはその一例です。赤いイチゴを見れば、甘い味を連想するような風味を決める際の異なった感覚の間の相互作用も、ある種の共感とよんでよいでしょう。感覚について研究している心理学者たちの間では、「風味」を、異なった感覚様式として扱うべきか、または多くの異なった感覚情報を総合し、それにふさわしい絵を創作するような知覚系の一つとして扱うべきか、多くの議論があります。

心理学者たちは、それぞれの感覚が私たちの食物に関する経験に、どのようにして影響を及ぼすか、研究を行ってきました。ある研究では、被験者が180片のポテトチップスを食べて、それらのパリパリ感と新鮮さを評価しました。被験者は、ヘッドホンを着けて食べているときに生じる音を聴いていましたが、その音が大きくなるか高周波数の音が強くなると、パリパリ感や新鮮さをより高いと評価しました。この結果は、ある古い風刺漫画の中で、落胆する発明家が彼の上司の前で述べる言葉の中にそのすべてが語られています――「スミス社長、すみません、人類はいまだ、音の出ないポテトチップスを好んで食べるほど、進化していませんでした。」バックグラウンドミュージックもまた、風味に絶大な影響を与えます。被験者がタフィーを食べるとき、ゆっくりとした中低音の暗い金管楽器の音楽が流されると、タフィーの味は、高音の軽快なピアノ曲が流されるときより、苦く感じます。食卓で使うナイフやフォークやスプーンの色や重さや形もまた、食べ物の風味に影響を与えます。

食べ物の評価の一部に、見た目がとても大きな影響を与えることは明らかですが、味や匂いよりも見た目が優先されることは驚くべきことでしょう。人びとは、果物の風味がついた飲み物の色が違っていると、それが何かを正しく判断することが、とても難しくなります。たとえば、緑色に着色したオレンジジュースは、どうでしょうか。ワインのテイスターがとても衝撃的な体験を、しています。ボルドー大学でワイン醸造学を学んでいる学生たちの研究例では、赤色に着色した白ワインを出されたときに、彼らが書き留めたテイスティングの記録は、赤ワインの場合によくいわれる「プルーン、チョコレート、タバコ」などの印象でした。同様に、ニュージーランドの経験豊かなワインの権威者が、赤色に着色したシャルドネの白ワインを、実際には赤ワインだと思ってしまったこともありました。

このような結果をもとに、人目を引くような製品を製造することを目指している食品会社と、「分子美食学者」と自称しているシェフたちの両者がいろいろ試しています。たとえば、牡蛎《かき》を食べるときは、農園でニワトリが鳴いている情景の音よりも、浜辺で波が砕けている音を聞きながら食べるほうが美味しく食べられるという報告は、英国人のシェフ、ヘストン・ブルメンタールによる、ヘッドホンで浜辺の音を聞きながら食べるディナーの、魚介類のメニューに繋がりました。

脳のどの部分が、風味という総合された感覚を、すべての情報から再構成しているのでしょうか。その答えは、一か所ではなく多くの異なった部分が関係しているということです。その中には味覚や匂いだけでなく、手触り、音、色、温度、痛覚、記憶や情緒や言語や飢えあるいはこれ以上ないほどの満足感にかかわる脳の領域など、異なった感覚入力からの情報を処理する部位も含まれています。

感覚特異的満腹感

もし、実験室のラットを1種類の固形飼料だけで飼育すると、体重は増えませんが、異なった風味の固形飼料を与えると太りはじめます。なぜかというと、いろいろな風味の飼料があると、ついたくさん食べてしまうからです。この現象は、感覚特異的満腹感として知られています。ラットは、まるで人と同じように、1種類の飼料だけでは食べることに飽きてしまうようです。私たちの多くは、ビュッフェスタイルの食事では、ただ1種類の食べ物だけを食べる場合よりもたくさん食べてしまいがちです。子どもたちは、チキンやエンドウマメはお腹がいっぱいでそれ以上食べられないといった後で、「別腹」でアイスクリームを食べたいとよくいいます。大好きな食べ物を苦しくなるくらい食べた後でも、チョコレートが大好きな人は、さらに何枚かのチョコレートバーを続けて食べてから、やっとチョコレートに対する関心を示さなくなります。第4章で取り上げますが、過去数十年の間に、劇的な肥満の増加が世界中で起きた要因の一つは、変化に富んだ食べ物が食べられるようになったことで、それは私たちに生まれながらに備わっている感覚特異的満腹感から生じているのです。

味覚の遺伝的な違い

風味、味覚、その他の感覚的な経験を一般化してみると、誰もが同じ経験をしているわけではありません。遺伝的な差違が、味覚、嗅覚、視覚、その他の感覚に異なった影響を与えています。

苦味物質の味覚に関する私たちの能力の遺伝的多様性は、味覚の多様性の中で最もよく研究されています。これは、1930年、デュポン・ケミカル社で働いていたアーサー・L・フォックスによって、偶然発見されました。彼は、苦味物質のフェニルチオカルバミド（PTC）とよばれる粉末を、舌にわずかに塗る実験で、人によってこの物質に対する反応に、違いがあることを発見しました。1931年の米国科学振興協会の大会で、彼は、学会出席者に対して実験を行いました。この実験で、被験者の28パーセントがPTCの味を感じず、65パーセントが味を感じ、残りはどちらともいえませんでした。引き続き行われた実験で、PTCの味を感じる被験者は、PTCを舌にわずかに塗っただけで強い不快感を示した「強く味を感じる人（スーパーテイスター）」と、軽い嫌悪感を示す「味を感じる人（テイスター）」のグループに分けられました。テイスターのグループは母集団のほぼ半分を占め、スーパーテイスターが25パーセント、残りの25パーセントの人びとは「味を感じない人（ノンテイスター）」です。現在では、この多様性に、少なくとも25の異なった遺伝子がかかわっていることが知られています。

苦味成分を検出する舌の表面の受容体は、すでに第1章で見てきたように、おもに植物が草食動物から身を守るために出す苦い毒性のある化合物に反応します。キャベツやブロッコリーや芽キャベツのようなアブラナ科の植物は、苦味の有効成分をグルコシノレートというグループの化合物から得ています。一方、赤ワインや紅茶の口をすぼめるような苦味成分はフェノール性化合物によるもので、おもなものはタンニンです。スーパーテイスターは、とくにこれらの植物性防御物質に対する感受性が高いので、これらの物質を含む野菜を好まなくても不思議ではありません。とくに緑色野菜を食べたがらない子どもたちがいますが、もし彼らがスーパーテイスターならば、その原因は、じつは、遺伝子にあるのかもしれません。

味覚によって植物に含まれる毒素を避けることができるのであれば、すべての人がスーパーテイスターか、少なくともテイスターでないのはなぜでしょうか。ある集団では、全体の90パーセント以上がテイスターかスーパーテイスターでしたが、ほかの集団では感受性がある人は40パーセントもいませんでした。このような結果から、科学者たちは、毒を食べることの危険とそれから受ける利益のバランスが、場所によって違うのだろうという仮説を立てました。それでは何が利益なのでしょうか。ある植物毒素を適切に少量摂取すると、実際に有益な効果が生じることがあります。たとえば、抗酸化剤として働きます（第4章参照）。アフリカでの異なった集落のノンテイスターの割合に関する詳細な研究によれば、風土病であるマラリアとの間に関係が見られ、マラリアが流行している地域にはノンテイスターが多く、苦味のある植物の二次代謝物質が、マラリアに対して防御的に働くものと考えられました。この仮説は、17世紀から1940年代まで、キナの樹から抽出されたキニーネがマラリアの治療に使われていた事実に基づいています。キニーネは、マラリア患者に寄生しているマラリア原虫に対して、毒性を発揮するものと考えられます。

私たちの遺伝子構成は、ほかの味覚に対する感受性にも、たぶん、影響を与えています。たとえば、うま味に対してもテイスター、ノンテイスター、スーパーテイスターに分けられ、これは、うま味受容体の遺伝子の多様性と関係があります。同様に、肥満の人たちは、とくに甘い物を好む傾向が見られるという証拠がいくつかあります。しかし、次の項で見るように、私たちの子ども時代からこれまでの経験こそ、食生活での好き嫌いに劇的な影響を与えているのです。

好き嫌いの学習

米国の心理学者のポール・ロジンは、辛いトウガラシを食べると痛みを感じるにもかかわらず、世界中の人口の約4分の1がトウガラシを食べていると算出しました。多くの国でトウガラシを食べるコンテストがあり、驚いたことには世界大会まであるのです。最も辛いトウガラシは、ドーセット・ナガの品種といわれ、辛さの評点のスコービル値（SHU）は150万SHU[1]です。ロジンは、私たちがどうやってこのような痛みを伴う食べ物を食べるようになったかを調べました。彼は、メキシコのある村で、子どもたちが2〜6歳の間に、トウガラシの量を少しずつ増やしながら食べ物に加え、もしも嫌がったら力任せに食べさせずに、習慣づけていることを知りました。5〜8歳になると、最初はトウガラシが嫌いだった子どもたちも、自発的に辛いソースを食べ物に加えるようになりました。この顕著な逆転現象が起きるのには、いろいろな心理学的な効果が働いているのでしょう。たとえば、両親の真似をしたり、同世代の仲間や兄弟からのプレッシャーや恐いもの見たさなど、辛いトウガラシを食べることは、バンジージャンプをすることや、ジェットコースターに乗ることへの挑戦と似ているのかもしれません。同時に、トウガラシを食べることは、体内で内因性オピオイド（鎮痛薬）を生産させて痛みの感覚を喜びに変え、唾液の分泌を促すことにより、乾燥した食べ物が噛みやすくなるのでしょう。

食べ物の好みを決める最も早い経験は、すでに子宮の中ではじまっています。たとえば、フランスのある研究では、妊婦がアニスの香辛料を使っていると、生まれた赤ちゃんは、生後数日のうちにアニスに好感を示すことがわかりました。また、生後の早い時期に、赤ちゃんに飲ませたミルクの種類が、その後の固形食の好みに、明らかな影響を与えます。人の母乳には、100ミリリットル当たりグルタミン酸塩が14～31ミリグラム含まれていますが、牛乳を原料にした調整乳1ミリリットル当たりでは1・3ミリグラム（100ミリリットル当たり130ミリグラム）、加水分解したタンパク質を原料にした調整乳1ミリリットル当たりでは440ミリグラム（100ミリリットル当たり44グラム！）も含まれています。加水分解したタンパク質の調整乳を与えられた赤ちゃんは、ほかの赤ちゃんに比べて、塩味、苦味、あるいは酸味の効いたシリアル食品がとても好きになります。

前に述べたように、味覚と嗅覚の相互作用も、経験によって影響を受けます。ヨーロッパ人と北米人は、1滴の砂糖水を舌の上に載せたときに、アーモンドの香りにとても敏感になりますが、塩水を載せても変化はありません。ところが、日本人の場合には、まったく逆の効果が見られました。これらの結果は、感覚入力が風味をつくり出すことに対して、私たちの経験が、影響を与えていることを示しているといえるでしょう。アーモンドの香りをヨーロッパや北米の人たちは、ごく普通に、アーモンドの粉と砂糖と卵白などでつくる練り菓子のマジパンのような甘いお菓子で経験していますが、日本人の場合は、塩や酢に漬けた香辛料などの塩味で経験しているからなのです。

いやな食べ物

古いジョークを紹介します。「あなたのサラダに1匹のナメクジを見つけるよりも、いやなことは何ですか」、答えは、「ナメクジ半匹！」。ナメクジは、たとえ半匹でも味どころではなく、嫌悪の対象でしかないのです。その場面を想像しただけで、あなたは気持ちが悪くなって、文字どおり、吐き気を催すでしょう。ナメクジは嫌われもので、どんな味がするかより、そこにいるだけで十分に嫌われ、ナメクジがちょっとでもレタスに触れれば、そのレタスも嫌悪の対象になります。しかし、嫌悪感は、先天的なものではありません。親たちは、多かれ少なかれ、ヨチヨチ歩きの子どもが、ナメクジや排泄物や泥など、何でも口に入れたがる時期があることを知っています。さらに、前述したように、ある文化圏では喜ばれる食べ物が、ほかの文化圏では嫌悪の対象になるかもしれません。英国では、ほとんどの大人は、トカゲ、昆虫、イモムシや犬の肉を食べることに嫌悪感を持ちますが、これらのすべてが、世界のどこかの文化圏で食べられています。しかし、食べることに嫌悪感を持つということは、たぶん、危険な食べ物から自分たちを守るための、価値ある防御反応の現れでしょう。嫌悪感を持たれるもののほとんどは動物性のもので、植物よりも危険な細菌を多く含んでいると思われます。

時間のかかる学習

雑食動物が、見つけた食べ物を食べた後で体調を悪くしたとすると、その後はその食べ物を食べなくなるという、学習の特別な形があります。また、私たちの好き嫌いが経験によって決まるという一つの経路があります。最初にラットで見つけられたことですが、まずラットに甘い水を飲ませ、その後、放射線を照射して、しばらくすると病気になるような実験をしました。これらのラットは、しばらくすると甘い水を避けるようになりました。時間のかかる学習の特徴は、通常とは異なり単一の経験に基づいてはいますが、動作（食べること）と、引き起こされたこと（体調不良）の間に数時間の間隔がありました。これとは対照的に、連合学習（相関学習、連想学習）では、普通、刺激が繰り返され、行動とその結果が数秒の間に起こります。パブロフの犬は、ベルが鳴るとすぐに唾が出るように学習させられましたが、それは、ベルを聴かせた後、すぐに食べ物を見せることを何度も繰り返すことで、できるようになったのです。犬たちは、ベルの音と食事が立て続けに出てくることとの間に関係がないことを、訓練中にまったく学習していなかったのでしょう。ほとんどの人は、食事をしてからしばらくして激しい吐き気に襲われると、たとえ、病気と食べた物の間に直接関係がなくても、食べた物が原因だと考えます。

宗教的タブー、文化的伝統と進化的適応

ユダヤ教徒とイスラム教徒は、ブタを食べませんし、ヒンドゥー教徒は、インドにどんなにウシがいようとも、決してウシを食べることはありません。人類学者のマーヴィン・ハリスは、これらをはじめとする多くの宗教的、文化的な食事に関するタブーは、まったく気まぐれに決められたものではなく、生態学的に、また経済的に合理的だといっています。たとえば、ブタは、ユダヤ教とイスラム教が誕生した中東の、暑くて乾燥した気候には適していません。そこで、ユダヤ教とイスラム教では、生態学的な観点から豚肉を忌避することを神聖な行いとし、持続的に供給できない食べ物である豚肉を食べることを教義として禁じています。一方、ヒンドゥー教徒は、ウシを荷物の運搬やミルクの生産など、多くの目的で使役しており、糞は燃料と肥料に使用しています。したがって、それは、経済的な視点からもウシを保護するための合理的なルールであり、実際に、人びとは、「金の卵を産むガチョウ」であるウシを食べることはありません。現代の社会では、全体としての地域社会にとっては好都合だが、一人ひと

りの市民にとっては必ずしも必要ではないような行動のパターンが、宗教の力に頼って、誰もが慣習に従うことで保証されることは少なく、スピード制限や、公共の場での喫煙のように、政府の規制によって制限されています。これは、ハリスの仮説に必然的に含まれていることなのですが、宗教的、または文化的タブーがないと、人は誰かをだますような悪いことをしたくなるのかもしれません。たとえば、こっそりと、風変りなブタを村に入り込ませ、秘密の場所に住まわせて泥でぬかるんだ水たまりの中でころげ回らせるようなことです。ハリスは、同様の生態学的および経済学的な理論で、ほかの多くの食習慣とウマ、イヌ、ヒトや昆虫などを食べることを禁止することが、文明の中にどのように分布しているかを説明しています。

ハリスの仮説は妥当ですが、実験的に確かめることができないので、彼の考え方は、文化人類学者によって大いに批判されました。ある人類学者たち、いわゆる「文化人類学者」は、生態学的または経済学的なコストや利益のような、実用的な仮説に基づいた文明の伝統の説明を簡単に退けますが、一方、ほかの人びとは、ハリスを事実に合わせて『Just So Stories』(2)の物語を仕上げたと批評しました。さらに、ほかの人びとは、彼が進化の仮説によって異なった文明での食の伝統を説明しているが、どのようにしてその伝統がはじまったかを説明しようとしないと批判しています。

いろいろな見方がありますが、ハリスが言及した一例として、進化と文明と食べ物との関連が詳細に研究された、乳糖を分解する酵素（ラクターゼ）の存続の進化を見てみましょう。

乳糖分解酵素（ラクターゼ）存続

世界の大人のおよそ4分の3が、個人差はありますが乳糖を分解できません。もし、この人たちがミルクを飲むと、胃が痙攣《けいれん》したり、お腹が張ったり、下痢やガスなどの不快な症状が起こります。この乳糖不耐症が起こる確率は、地域によって大きく違います。北ヨーロッパでは95パーセント以上の大人が乳糖を分解できるのに対し、アジアのいくつかの地域では乳糖を分解できる人は10パーセントに達しません。乳糖を分解できるかできないかは、乳糖を分解する酵素のラクターゼに依存しています。赤ちゃんは、母乳の中に含まれる乳糖を分解するために、大量のラクターゼをつくりますが、乳糖不耐症の人は離乳するとこの酵素をつくらなくなります。そこで、大人になっても乳糖を分解できる乳糖耐性の現象は、ラクターゼ存続ともよばれ、この二つの用語は同じ意味です。

農業がはじまる前の人類では、ラクターゼ存続は非常にまれな現象であったことが、約7000年前のヨーロッパ人の骨から分離されたDNAの分析で明らかになりました。当時のヨーロッパ人は乳糖に不耐性でしたが、食糧生産の一つの方法として家畜が農場で飼われるようになると、ラクターゼ存続遺伝子の頻度が急速に増加しました。これらの人びとにとって、ウシ、ヒツジ、ヤギや、その他の動物のミルクは、新しい栄養豊富な食物であり、それを分解する能力を持つことは、生物学的にきわめて有利だったので、ラクターゼ存続の進化に急速な自然淘汰が起こったのです。そこで、生態学的な要因、すなわち家畜を飼育するのに適した土地と、家畜化された動物の伝統文化と、ラクターゼ存続遺伝子が、過去7000年あまり、相互に関係し合いながら発展してきたのです。

しかし、なぜ、狩猟採集民の祖先は、離乳するとラクターゼの生産を止めてしまったのでしょうか。第1章で私たちの消化器系に対する調理の影響の重大さについて述べたように、進化の過程では「ただ飯はない」のです。もはや必要でなくなったラクターゼは、それをつくり出すエネルギーがどんなに少なくても、そのエネルギーを節約できるように、離乳後はラクターゼの生産を止めることで、その生物に進化上の有利な立場を与えているのです。エネルギーを費やす価値のある新しい食べ物が登場するようになってはじめて、大人になってもラクターゼをつくり続けることが有利になるのです。

ソラマメ中毒症

遺伝子と文明、そして食習慣が共進化した例としてラクターゼ存続は最もよく知られていますが、これが唯一の例ではありません。アフリカ、地中海沿岸と中東の4億人に上る人びとは、ソラマメを消化できず、これをソラマメ中毒症といいます。ソラマメは、この地域の主要な食べ物ですから、このことは、人びとにとって不幸なことです。しかし、ソラマメを消化する酵素の遺伝子の変異は、赤血球中の酵素を変化させてこの中毒症を引き起こすと同時に、マラリアの病原体であるプラスモディウム・ファルシパラム（熱帯熱マラリア原虫）が人の体内で生き残る力を弱めます。この変異は、マラリアの流行地では有利で、ソラマメを消化できないことは、マラリアに対する抵抗性を選択した副産物のようです。

体内のすべての遺伝子は、対になった染色体のそれぞれに一つずつ並び、それが、それぞれの細胞中に2倍数（2コピー）存在します。そこで、ある人が、変異型の遺伝子を1コピーと正常な遺伝子を1コピー持っている場合、専門用語でヘテロ接合体であるといいます。このような幸運な人たちは、両方のよいところをどちらも持つことになり、マラリアにある程度抵抗性があり、またソラマメを消化することもできます。ソラマメ中毒症は「ソラマメ中毒症遺伝子」を2コピー持っているホモ接合体の場合に起こり、この人たちはソラマメを消化できません。彼らは、ソラマメ中毒症を起こす人が多く住む地域に伝わる、ソラマメを消化しやすいように工夫された伝統的な調理法の恩恵を受けています。

ラクターゼ存続とソラマメ中毒症は、どちらも遺伝子多型の例で、一定の人口に対して一定の割合で、関連した（複数の）遺伝子に二つ以上の変異型が同時に存在することを意味しています。もし、一つの遺伝子の変異型がその宿主に有利であれば、世代を超えてその変異型が一般的になり、その他の変異型はまれとなるか、最終的には消滅してしまうでしょう。しかし、このようなことはほとんど起こらないといえる理由が、たくさんあります。ラクターゼ存続と関連した一つの可能性は、集団と集団の間の移動です。もし、最も有利な遺伝子の変異型が集団ごとに異なるならば、そして、もし適度な人口移動があったなら、遺伝子多型は維持されます。そうして、低濃度の乳糖不耐性が、ミルクを飲む伝統を持たない地域からの移民によって、何千世代にもわたってヨーロッパ人の間で維持されてきたのです。このように、ソラマメ中毒症遺伝子の多型は、ホモ接合体よりもヘテロ接合体のほうが有利なので、ヘテロ接合体によって維持されていると考えられます。変異遺伝子のコピーを持たない人は、ソラマメを消化できるけれどもマラリアには抵抗性がなく、逆にマラリアに抵抗性がある人は、ソラマメ中毒症にかかってしまうということです。

香辛料

紀元408年、ゲルマン民族の西ゴード族の王アラリック1世がローマを包囲したとき、彼の賠償要求には、金、銀、絹織物のほかに、1トンのコショウが含まれていました。コショウはローマの食卓ではとても重要なものでした。コショウは、インドから紅海を経て、そこから砂漠を横切り、ナイルへと運ばれました。毎年、数百隻の船がコショウをインドから運び、２世紀には、1隻の船の積荷の価格は、およそ７０００人の兵士の1年間の給料に相当しました。コショウは、中世になっても、引き続き非常に価値のある必需品でした。イングランドでは、コショウギルドの商人たちが、１１８０年に組織をつくり、王の衡量単位（重さを測る分銅）の管理人となり、コショウの重量を正確に測ることと、通商貿易のバロメーターとしてのコショウの重要性を主張しました。１３７３年、コショウ商人たちは、香辛料ギルドの集団と協力して、それまでの組織をグロッサー会社（Company of Grossers）と改名しました。食糧雑貨商（grocer）という言葉はこれに由来していますが、それは彼らが重い重量「*peso grosso*」を正確に測定することを保証したからです。グロッサーは、ほどなくして、さらに、販売する香辛料の純度を保証することにも責任を持つようになりました。香辛料から不純物を取り除くことは、ガーブリング（garbling）とよばれ、これはアラビア語で「ふるいに掛ける」とか、「選ぶ」という意味のガルバラ（gharbala）に由来します。

　これらのすべてのことは、コショウのような香辛料が、非常に長い間、宝石や貴金属と同じように貴重で、重要な食糧の要素だったことを示しています。香辛料は国際商取引や探検や、戦争を刺激するうえで重要な役割を果たしてきました。その歴史は古代エジプト、ギリシャ、ローマにはじまり、16～17世紀の、スペイン、ポルトガル、フランス、オランダとイングランドなど、ヨーロッパ諸国の植民地政策と探検で最高潮に達しました。

中世のヨーロッパで香辛料の価格が高かった理由の一つは、アジアからアフリカの先端や、エジプト、ベニスを経由する、海上と陸路によるヨーロッパへの長い旅路にありました。1492年、地図製作者のマルティン・ベハイムは、この香辛料の買い付けの旅の12の行程をリストアップして、消費者に示し、それぞれに税金と利益を加算して、次のように結論づけました。「旅の全行程と諸経費の合計が、私たちにとって金と同じくらいの価値があるということは、驚くことではありません。」このような背景のもとで、ポルトガルの王マヌエル1世が、1498年にヴァスコ・ダ・ガマの航海を支援したことにより、喜望峰を廻るインド洋への新しい航路が発見され、ヨーロッパの香辛料取引の中心はベニスからリスボンへ変わりました。その結果、中間商人を除くことによって、香辛料の値段が劇的に安くなりました。

次の数十年、ポルトガルとスペインとの間で、良質で高価な香辛料が生産される香料諸島(Spice Island)の領有権について話し合いが行われました。現在はインドネシアの一部の、モルッカ諸島とよばれる島々です。1519年には、スペイン人が南米の先端を廻ってインド洋に向かう西側航路を発見し、どちらの国も香料諸島の領有権を主張したのです。

1494年、ポルトガルとスペインは、トルデシリャス条約を締結していました。ヨーロッパの外の世界（新世界）を2分して、ケープベルデ（ポルトガル語でカーボベルデ）の西約

2000キロメートル（370リーグ[3]）の海上で、子午線に沿った西経46度37分を基点とし、これより東側のすべての領土（ここにはいまのブラジルの一部とアフリカが含まれています）はポルトガル領とし、南米の残りを含む西側をスペイン領としていたのです。この条約では、太平洋にある香料諸島がこの線より西にあるのか、東にあるのかはっきりしませんでした。太平洋へ通じる西航路と東航路が発見された後、1529年に新しくサラゴサ条約が結ばれ、そのとき、ポルトガルは香料諸島の権益を35万ダカット[4]金貨（およそ金貨1250キログラム）で取得しました。なぜならば、スペインの地図製作者が、結局のところ、それらの島は世界の半分のスペインのものになる！　と偽って、交渉団を信用させたからです。

なぜ、昔もいまも、香辛料はそんなにも調理をするうえで重要なのでしょうか。香辛料がなぜ料理に使われるのかという疑問に対する答えは、一とおりではないでしょう。ある人は、香辛料は、刺激に乏しい食品の味に変化を持たせ、あるいは、まずくなった肉の味をごまかしてくれるといいます。一方、香辛料は、重要な微量栄養素や抗酸化剤のような、人びとにとって潜在的に有用な成分を含んでいるか、食中毒の防止に役立つ抗菌作用を持っています。最初の二つは、香辛料を加えることによって、すぐに効果が現れる直接的な理由ですが、後の二つは、ちょっと見ただけではわからないけれども、長い時間継続し、時を越えて人が生き残るうえで好都合な香辛料の効果です。

米国人の生物学者、ポール・シャーマンは、43種類の香辛料が、37か国の伝統的な料理の4500の調理法で、どのように使われているかを調べました。彼が観察した結果は、私たちの直感的な予想とぴったり一致しました。暑い気候の国の料理ほど、より多くの香辛料が使われていました。しかし、その香辛料の使われ方は、それほど単純ではありません。ガーリック、オールスパイス、オレガノ、シナモンやクミンは、食品中の細菌を殺す作用が強力で、これらは、暑い国でとくに好まれています。これらは、また、肉料理によく使われていますが、それは肉料理が、野菜料理よりも細菌によって悪くなりやすいからです。細菌を殺す力がそれほど強くない香辛料、たとえば、ショウガ、アニスの実やセロリの実などは、暑い気候とはあまり関係なく、これらの香辛料は、どの国でも同じように使われています。たとえば、中国と米国はどちらも国土が広く、国内でも緯度が大きく異なり、気候の幅も大きいですが、どちらの国でも、より暑い地域で、より多くの香辛料が使われています。しかし、より多くの香辛料が使われているのはどこかというと、多くの種類の香辛料が大量に生産されている地域であることも、また事実です。シャーマンによる分析ではありませんが、ある国で育つ香辛料の種類の数と、その国の平均気温との間には、とくに相関関係はありません。シャーマンは、彼の分析結果をもとに、香辛料を料理で盛んに使うことは、植物の持つ抗菌作用を利用することによって発展してきたと結論づけています。このことは、栄養学的な利点やそのほかの利点の可能性を除外するものではありませんが、抗菌作用の利用という仮説は、香辛料の多くの使用目的のうちで最も妥当な説明だと思われます。

香辛料をめぐる話の決定的な要素であり、その結論に対してできる批判は、そもそも何を伝統料理と見なすかを確定することです。この章の最初にもどってみましょう。外国からオックスフォードを訪ねた人たちは、イングランドの伝統料理が何だったかを知るのがとても難しいに違いありません。実際、ＵＫ（United Kingdm）のある広域情報検索によれば、カレー料理は英国ではじまったとされていますが、その起源はインド亜大陸の料理にありますし、チキンティッカマサラは、フィッシュ・アンド・チップスを追い越して英国人のお気に入りの料理となり、ＵＫの外務大臣は、これを「真の英国の国民食」とまで公言しました。焼きすぎて鉛色になった肉や、水っぽくて香りの飛んでしまった野菜などによる英国料理の「伝統」は、生まれてからまだ２００年も経っていません。たとえば、１６７１年に出版された著名なフランス料理のシェフ、ロバート・メイのレシピ集『The Accomplisht Cook』（料理の手引き）をみると、その当時、裕福な英国の家庭では、牛肉にショウガ、コリアンダー、フェンネル、シナモン、クローブ、サフラン、バラ水などを塗りつけてローストしており、素晴らしい香りが漂っていただろうと思われます。ところが、19世紀はじめ、産業革命と新たに富裕な都市型の中流階級が出現したことにより、家庭の料理人が不足し、未経験な若い女性が料理人として雇われるようになったため、裕福な英国の家庭料理のレベルが下がってしまったのです。

世界の貿易と料理、イタリアのトマトの例

貿易により、世界各地で料理が大きく変わってきました。新世界の人びとと接した探検家たちが、コリアンダーのようなハーブはもちろん、トマト、ジャガイモ、トウモロコシ、キノア、アボカドなどをヨーロッパに持ち帰りました。今日では、私たちは、アジア料理にトウガラシとコリアンダーを一緒に使うことができますが、それは、ポルトガルの探検家たちが16世紀に南米でこれらの食材に出会い、アジアに持ち込んだことで実現したのです。トウガラシが来る前、アジア料理には、刺激の強い香辛料として黒と白のコショウが使われていました。トウガラシは、それまでのコショウと同じ効果を示すと同時に、栽培が簡単なので安価であり、それらに取って代わるようになりました。同様なことが、ほかの食用植物でも起こり、その原産国以外の国でも広く利用されるようになりました。もし栽培が容易で、栄養価が高いか調理に使いやすければ、それらは急速に広まっていくでしょう。

しかしながら、イタリアにおけるトマトの場合は、これとはまったく逆の道をたどりました。いまでは、イタリア料理にトマトはつきものです。パスタ・アル・ポモドーロ、ピザ・マルゲリータ、チキンカチャトラ、そしてラグー・アッラ・ボロニェーゼ（ミートソース）など

は、非常によく知られたイタリア料理のほんの一部ですが、これらのすべての料理にトマトが使われています。1950年、英国の料理研究家、エリザベス・デイヴィドは、イタリア料理がトマトを使い過ぎていると批判しました。しかし、驚くべきことに、この伝統の発端は、ほんの19世紀までさかのぼるだけです。歴史家のデイヴィッド・ジェンティルコアが詳細に記したように、1548年に、トマトが新世界からスペインを経てイタリアに入ってきてから料理に広く使われるようになるまでに、300年以上の年月を要しました。イタリア人は、トマトを受け入れる前に、新世界から持ち込まれたほかの多くの食材、たとえば、トウモロコシ、マメ類、トウガラシ、タバコなどを受け入れてきました。

ジェンティルコアは、その理由について、多くの可能性を挙げています。まず初期のトマトは、酸っぱくて、甘くありませんでした。そして、トマトは、植物学者によりナス科の植物だと同定されたのですが、同じナス科に有毒な植物のベラドンナがあるので、ナスやジャガイモやタバコとともに有毒なのではないかと疑われたのです。ある権威者は、トマトのことを「危険で有害」で、その臭いは「目の病気や頭痛」を引き起こすと主張しました。かくして、トマトは観賞用の植物として広まりました。イタリア語の「pomo d'oro（黄色の果物）」は、アステカ語の「tomatl（膨れた実）」とは対照的に、ギリシア神話で特別な力を持った、黄金のリンゴを実らせる樹をイメージさせるようになったのでしょう。

トマトが食品として受け入れられるようになるまでには、長い時間が必要でした。17世紀の中頃、ソースをつくるために、トウガラシとともに香辛料として使われた記録があり、18世紀の末には、料理本の調理法に見られるようになりました。また、冬期にトマトを使用するための保存法も開発されました。半分に切ったトマトを天日干しにする方法（現代のサンドライトマトの製法と同じ）と、トマトピューレを煮詰めてペースト状にした後、それを一枚一枚日光で乾燥させる方法です。トマトソースを使ったパスタや、ピザ・マルゲリータはおそらく19世紀に入ってからできたもので、後者は、１８８９年にイタリア王妃になったマルゲリータの名をとって、正式に命名されました。さらに、トマトの缶詰や、トマトピューレの非常に重要な開発が、英国と米国で行われました。実際、イタリア移民が米国でトマトをベースにした多くのイタリア料理の開発に貢献し、新しい品種のトマトが栽培されるようになり、それが後にイタリアに逆輸入されるようになりました。

この章では、私たちの食に対する好みが、いかに多くのことの影響を受けているかを見てきました。それらは、社会的、文化的環境はもちろん、私たちの感覚受容体と脳、遺伝子構造、乳児から幼年時代の経験などです。人類は、雑食動物として、普段私たちがあまり接することのない食べ物の危険性に注意を払いながら、一方では新しい食材に対する飽くなき関心を示す適応性の両面を持ち合せてきました。私たち人類にとっての食べ物には、エネルギー源以上の意味があります。食は私たちの文化、社会生活、宗教、そして喜びの一部でもあります。とはいいながら、食べ物が載ったお皿に潜んでいる危険について、つねに注意を払わなければなりません。米国人とフランス人の食べ物に対する気持ちを比較した研究で、フライドエッグ[5]と聞くと、フランス人は朝食をイメージするのに対し、米国人はコレステロールをイメージするという結果が出ました。次の章では、いくつかの食べ物について取り上げますが、それが、食べ物としてふさわしいものかどうかについても、言及したいと思います。


(訳注1) SHU (Scoville Heat Units) は辛さの単位。含まれているカプサイシンの割合であらわします。純粋なカプサイシンは1600万SHU。

(訳注2) 『Just So Stories』: 1902年初版、Rudyard Kipling 著、英国で読み継がれている児童文学書のシリーズ。

(訳注3) 1リーグ (league) =5・5560キロメートル、4・78キロメートルで計算している場合もあり、ヒトが1時間に歩いて移動できる距離を1リーグとしたようです。

(訳注4) 1ダカット=3・6グラム弱。

(訳注5) 目玉焼きのこと。

第3章 何が悪かったんだろう？

はじめに

１９９６年3月20日は、食の安全に関する現代史上特別な日となりました。この日、ＵＫの保健大臣ステファン・ドレルは、10人の若者が死に致る新しい不治の病気にかかったことを、議会で報告したのです。その病気は、新型（変異型）クロイツフェルト・ヤコブ病、略してｖＣＪＤとよばれました。彼の説明によれば、患者たちはたぶん、牛海綿状脳症（ＢＳＥ、一般に狂牛病として知られている）にかかったウシの肉か肉製品を食べたに違いないということでした。ＢＳＥは、ウシの致死的な病気として近年診断ができるようになりました。ウシはこの病気にかかると、はじめはヨタヨタと不安定な歩き方をしているだけですが、その後、音や接触に対して過敏になり、運動機能も冒されて立てなくなります。１９８０年代終わりには、専門家による委員会がこの病気が人に移るかどうかを調べ、「関係は薄い」と結論づけていました。１９９２年には、時の農業大臣ジョン・ガンマーがハンバーガーを食べている幼い娘と「英国の牛肉はまったく安全だ」というキャッチコピーとともに写真におさまっていました。これは、真実とはかけ離れたことでした。ＢＳＥ恐慌は、牛肉とウシの国際市場と科学者、政治家、そして食の安全管理に対する信頼に衝撃的な影響を与えました。はじめはＵＫだけの問題でしたが、後にはヨーロッパ、北米、およびアジアの国々のウシと人に影響を与え、２０００年代はじめには、輸出の禁止をはじめとした多くの国に影響を与える規制が行われ、世界的な問題になってしまいました。

ＢＳＥ

ＢＳＥと人のＢＳＥとして知られているｖＣＪＤは、哺乳類の脳の病気です。伝達性海綿状脳症（略してＴＳＥ）の一つで、とても変わった（たぶんほかには例を見ない）感染の仕方をします。ほとんどすべての感染症は、細菌やウイルス、あるいは真菌のような微生物によって起こります。これらの微生物は、それぞれが独自の遺伝情報を持っていて、人や動物など、特定の宿主の体内で増えます。ウイルスは最も簡単な構造をしていて、タンパク質の保護膜（コートといいます）の内部にあるのは、遺伝物質のＤＮＡかＲＮＡのどちらかだけです。宿主細胞の中で、ウイルスは細胞の代謝機構を乗っ取り、自分自身のコピーを量産させるのです。

ＴＳＥは、ウイルスよりもっと単純で、遺伝物質を持たないプリオンタンパク質というタンパク質によって起こります。すべての人の脳には正常なプリオンタンパク質があり、これは、脳の細胞膜が正常に働くために重要な役割を果たしています。すべてのタンパク質は、体の組織を構成したり、細胞のさまざまな活動を行う物質で、アミノ酸とよばれる小さな分子が鎖状に繋がり、できた鎖はただぐちゃぐちゃに絡まっているのではなく、それぞれのタンパク質に特有で複雑な三次元構造に折り畳まれています。ところがＴＳＥは、異常な折り畳まれ方をしたプリオンタンパク質のコピーが、脳に感染したときに起こります。この異常な変異型のタンパク質が鋳型になって、体内にもともとあるプリオンを異常な型に折り畳み、脳の神経細胞の内部に、もつれたタンパク質の「プラーク（斑状の沈着）」をつくらせ、細胞を殺してしまいます。死んだ細胞は、脳の中に小さな穴となって現れるので、脳組織の薄い切片を顕微鏡で観察するとスポンジ（海綿）のように見えます。それで、海綿状脳症というのです。異常型プリオンは、通常、正常なプリオンならば壊される温度やプロテアーゼというタンパク質分解酵素に対して抵抗性を示します。ＴＳＥは、ＢＳＥが知られる数十年前から知られており、１９６０年代にはプリオンが原因ではないかという仮説が出されていました。１９９７年、米国人の生物学者のスタンリー・プルシナーは、ＴＳＥの感染がプリオンによって起こることを発見した業績で、ノーベル賞を受賞しました。もう1人の米国人の科学者カールトン・ガジュセックは、1976年、人のTSEを最初に発表した功績でノーベル賞を受賞しました。彼は、ニューギニア島南部の高地に住むフォレ族についての研究で、彼らが亡くなった親族を食べる儀式を行うことを知り、この風習がクールーとよばれる非常にまれで確実に死に至る脳の病気を伝染させていることを明らかにしました。BSEとvCJDの症状は、どちらも徐々に筋肉のコントロールができなくなり、ついには全身の機能がコントロールできなくなるのです。クールーは発症までに非常に長い時間がかかります。平均14年ですから人によってはそれよりも長いし、そのような違いは、1人1人のこの病気に対する遺伝的な抵抗性が異なるからです。クールーは、20世紀のはじめに、フォレ族の1人に起こったプリオンの異常によってはじまり、その人が亡くなったときに、部族のほかの人びとが、異常型プリオンを含む脳を食べたことによって広まったと考えられています。フォレ族の中では男に比べ、女と子どもにクールーが多かったのですが、これは人食いの儀式で、男は亡くなった人の肉片を食べるのに対し、女と子どもは脳と内臓という感染性物質が濃縮されている部位を食べるからでした。

BSEは、ウシがBSEに感染したウシを食べることによって、UKで広く蔓延したと考えられています。乳牛と肉牛の飼料に、肉骨粉をタンパク質補助剤として加えるようになったのは、最近のことではありません。肉骨粉は、殺されたウシとヒツジの骨や内臓をすり潰した残りかすで、十分に高温になるまで加熱殺菌されたものです。しかし、1980年代に、UKの動物飼料業界が、コスト削減のために殺菌温度を下げたので、耐熱性の異常型プリオンが生き残り、ウシへの感染を許してしまったものと思われます。この病気は、たぶん、ウシの正常なプリオンをつくるための遺伝子に自然突然変異が起きたか、または、スクレイピーのようなほかのTSEの変異によるものでしょう。スクレイピーは、18世紀はじめからUKのヒツジの病気として知られていましたが、ヒツジから人に感染することはありませんでした。

肉骨粉をウシに与えることは世界中の多くの場所で広く行われていたのに、なぜUKがBSE問題の世界の中心になってしまったのでしょう。三つの要因がありそうです。まず一つ目は、前述のように、肉骨粉製造過程の殺菌温度が変わったこと、二つ目は、1970年代のUKの畜産農家が、肉骨粉を若い乳牛に与えはじめましたが、若いウシは成牛に比べてこの病気に対する感受性がより高かったと思われること、そして三つ目は、UKには非常に多くのヒツジがおり、毎年5000~1万件のスクレイピーが発生していること、です。先ほど述べたように、もし、この新しい病気の原因がスクレイピーだったとしたら、UKがなぜ高い危険性をはらんでいたか説明できるでしょう。1980年代終わりから2000年代はじめまでの間に、UKではBSEの感染がわかった18万頭のウシが屠殺、焼却されましたが、たぶん100万頭以上の感染牛が、UKの食糧の流通行程に出回ったものと思われます。いったん、この病気の流行の原因が明らかになると、多くの国で肉骨粉を与えることが禁止されました。その結果、新しい感染源はなくなり、この病気は急速に減少し、21世紀最初の10年の終わりにはほとんど消滅しました。

人のBSEすなわちvCJDについては、亡くなった人の脳を調べることで、徐々に明らかになりました。それにつれ、不安と恐怖が徐々に拡大していきました。新しい不可思議な病気で、若い人を襲い、治療法がなく、死亡する前には植物状態へと時間をかけて悪化していく恐るべき症候群です。長い潜伏期間がどれほどかもわからず、もし、クールーが関係していたとすると潜伏期間は10年にもなると予想されます。

何人の人がこの病気で死ぬか、誰にもわかりませんでしたが、専門家が、食糧市場に出回った感染物質の量と、どれくらいの感染力がありそうかを考えて、UKの死亡者数を計算したところ、20〜30年の間に人口1000人あたり10〜100人死亡すると見積もられました。実際には、UKの死者の総数は200人より少なく、ほかの国での死者は世界中で30人程度でした。予想値と実際の死亡者数の違いが生じた基本的な原因は、人のこの病気に対する抵抗性がマウスへの感染実験をもとにした推定に比べて高かったのです。1990年代終わりから2000年代はじめにかけて、感染を広げるのに十分ではなかったのです。1990年代終わりから2000年代はじめにかけて、感染を広げるのに十分ではなかったので、UK以外でのBSEの発症はほとんどなくなりました。たとえば、2012年までに、カナダでは19例、米国では4例の発症が確認されています。1990年代半ばまでに、感染物質が人の食糧流通網に入ることを防止する取組みがUKで着手され、その後、ほかの国へと広がりました。その取組みには、脳、脊髄、その他の内臓のような「特定危険物質」と見なされる動物の臓器――これらの部位には、もしウシが感染していると、異常型プリオンの大部分が集まっています――を、焼却処分することが含まれていました。そして、生後30か月未満の若いウシだけが人の食糧流通網に入るようにしたのです。その理由は、この病気は非常に進行が遅く、発症までに5年以上もかかるので、もし病気を持っていたとしても、若いウシなら体内の感染性プリオンの量は多くないと考えられるからでした。2000年代はじめまではBSEの検査法が開発されていなかったので、検査をせずに、月齢だけでこのような措置をとったのですが、これは、BSEの感染防止策としては妥当なものでした。信頼できる検査法が開発された後は、感染したウシを食糧流通網から閉め出すために、その検査法が使われるようになりました。

BSEと同様の食糧危機が、ほかにもあるのでしょうか？　答えは「イエス」です。動物の病気は予測できない進行の仕方をし、しばしば人に危険を及ぼします。食糧が完全に安全だとは、たとえ政治家がそういいたがったとしても、誰にも保証できないのです。UK政府は、ドルセット州ワース・マトラバースの高等法院判事フィリップ卿の指揮のもとに、長期間にわたり多額の費用をかけてＢＳＥの研究を行いました。彼の結論は「政府は、危険性をゼロにすることはできていないが、普通の（過激ではない）消費者が許容できるレベルまで、危険性を下げることはできた」というものでした。この章で、さらにどのような危険性が食糧に潜んでいるのか、過去と現在の例を見てみましょう。

ミルク

21世紀の経済的に豊かな国の消費者は、購入する食糧が危険なことなどもってのほか、安全でなければならないと考えがちです。許せる危険性の幅についてみると、人の一生というそれほど長くない時間の間にさえ、その程度が明らかに変わっています。プラスチック容器や紙容器あるいはガラスびん入りのミルクを買うときに、それが危険なものかもしれないとは、誰も考えないでしょう。でも、１９３０年代のＵＫでは、牛結核の原因菌に汚染されたミルクを飲んだ結果、1年間に２５００人の人が亡くなっていたと推計されます。この危険性は、ミルクを低温殺菌（パスツリゼーション）することと、乳牛が結核にかかっていないかどうか検査をするという簡単な方法で、容易に避けることができました。しかし、ＵＫ議会は、「市販のミルクは低温殺菌させること」という法令を１９４９年まで通過させず、生のまま飲みたい人がいれば自由に飲める余地を残しており、その危険の排除よりも、人びとの自由が尊重されていたのです。現在では、もし、ミルクがわずか数十年前のような危険な状態にさらされていたならば、経済的に豊かな国では国家的な不祥事になるでしょう。

とはいえ、1930年代のミルクは、その数世代前のミルクに比べると、はるかに安全なものでした。18世紀のスコットランドの冒険小説作家トバイアス・スモレット（1721〜1771年）は、食物に対する関心が強く、悪漢小説『ハンフリー・クリンカーの探検旅行』中に、ヨーロッパ各地の色彩豊かな、おかしな食べ物のことを書いています。たとえば、古きよき時代のロンドンのミルクについては、次のように書かれています。

「ミルクというものは、検査されずに人手に渡ってはならず、しおれたキャベツと酸っぱい酒の搾《しぼ》りかすの産物で、熱いお湯で薄め、つぶされたカタツムリで泡立たされ、蓋を開けたバケツに入れて表通りを運ばれて、戸口や窓から放り出される汚い水、通行人のつばや鼻水やタバコの吸い殻、泥んこの荷車からあふれ出たもの、荷馬車の車輪から飛び散ったもの、冗談半分に悪童どもによって投げ入れられたほこりとゴミ、ブリキの秤量カップの中にこぼされた幼児の嘔吐物にさらされ、これはミルクの状態に反映されて次のお客さんの役に立つのですが、最終的に、不快な冴えない自堕落女のぼろ着から落ちる害虫が、乳搾りという立派な名の下でこのありがたい混合物を販売するのです。(1)」

スモレットの表現が詩的な効果をねらっているとはいえ、18～19世紀半ばのミルクは、彼の戯画の範囲を遥かに超えていました。ロンドンのミルクは、日常的に薄められ、粉を加えて濃さを増し、ニンジンジュースで甘みを補い、黄色い色素で色づけされていたのです。1870年のパリ包囲のときに、母乳を与えられていた乳児の死亡率が、危険なミルクを与えられていた乳児よりも40パーセント低かったと報告されました。19世紀半ばに、米国で起きた最も有名な食にまつわる不祥事の一つは、「水で薄めたミルク」事件でした。ミルクは、ニューヨークの口にすることもはばかられるような環境で、ビール工場から廃棄された熱くてどろどろのムギを餌として育ったウシから搾られていました。1853年1月22日のニューヨーク・タイムズには『水差しの中の死』という題で、このミルクがどのようにしてその品質を下げていったのかが記されました。

「ミルク1リットルあたり500ミリリットルの水が加えられ、水で薄めたことによってついた青みがかった色を消すために、ある量の白墨つまり焼き石膏が加えられ、マグネシウム、コムギ粉とデンプンが濃度を上げるために加えられ、さらに、よいミルクの色である濃い黄色になるように少量の糖蜜が滴下される。こうしてできたミルクが、現在では、保育園、お茶のテーブル、アイスクリーム・サロンなど、市全域に広まり、知らぬ間に進行し、じつにいやな毒となっている。」

ビール：純粋令

多くの場所でしばしば、ミルクが危険とはいえないまでも安全な飲み物でなかったのに対し、ヨーロッパ中心部のビールは、かなりよく規制されていました。食糧に関する国の最初の基準法は、1516年にババリアでバイエルン公ヴィルヘルム4世によって制定された「Reinheitsgebot」いわゆるビール純粋令です。この最初の法令に従えば、ビールは水とオオムギとホップの3種類の原料だけでつくらなければいけません。酵母のことはまだ知られていなかったので、大麦についている天然の酵母によって発酵させていたのでした。驚くべきことに、ラガービールの製造に使われた酵母は、もともとパタゴニアで生まれたもので、この酵母がどういう経路でババリアに渡ったのかはわかりません。この法律ができた理由の一つは、安全性を確保するためでした。それまで、ビールには風味づけのためにホップ以外の苦みを持った植物が加えられ、その中には毒をもった植物もあったからです。もう一つの理由は、パンの原料として重要なコムギがビール製造に回されて、パンの原料が不足しないようにするためでした。純粋令はもはや法的必要条件ではありませんが、多くのドイツビールは、いまだにこの決まりを守っており、そのことをブランドの一部として示しています。

混入物による食品汚染

19世紀には、食品に混ぜ物をすることは、ミルクに限ったことではありませんでした。毒物やその他の添加物が、基本的な日常の食品にしばしば加えられていました。甘いお菓子類は鉛や水銀や銅の塩化物で着色され、ピクルスは銅を加えて緑色に仕上げ、酢は硫酸を加えて酸味を強くし、紅茶の葉にはリンボク（バラ科サクラ属の樹木、別名ヒイラギカシ）の葉を加えて着色し、黒コショウには泥を、白パン用のコムギ粉にはアルミニウム塩を含んだ頁岩《けつがん》に尿を加えてできた硫化アルミニウム結晶が加えられるなど、いろいろありました。古代ローマ時代の遺産に混ぜ物の領収書が残っているなど、食品に混ぜ物をすることには長い歴史があり、今日に至っています。１９８０年代には、オーストリアのあるワイン生産者が、ワインの甘みを増すためにエチレングリコールを加えて逮捕されましたし、もっと最近の事例として、中国でミルクに致死濃度の混ぜ物が加えられたことを、皆さんよくご存知でしょう。19世紀はじめのこの問題の大きさには、１８２０年にドイツに生まれ、英国のロンドンに住んでいた化学者フレデリック・アッカムの著書『食品への混入物と台所の毒に関する論文』で焦点があてられていました。しかし、英国と米国の当局者は、自由市場を守るという立場から、この問題に対処することをためらっていたので、食品規格の法律が施行され一般化されたのは、何十年も後のことでした。アッカムが紅茶に混ぜ物がなされていると指摘したとき、ロンドンの雑誌『タイム』は、高い輸入税がこの犯罪行為を助長していることについて非難しました。

現在では、法律が制定され施行されたことにより、豊かな国の食品規制は19世紀半ばに比べ、比較にならないほど厳密になっています。だからといって、食品の危険性がなくなったわけではありません。21世紀最初の10年そこそこの間に、注目すべき食品の汚染と毒物混入事件がありました。中国製の粉ミルクと乳児用人工乳に、見かけ上のタンパク質含量を上げるためメラミンが加えられたのです。これは、メラミンがタンパク質と同じように反応するので、標準試験を通過できるためでした。この事件は少なくとも30万人の人びとに影響を与え、少なくとも6人の赤ちゃんが亡くなりました。2011年に、ドイツで大発生した大腸菌の非常に危険なO104・H4株による食中毒は、致死性がかなり高く、約50人の死者と4000人の患者が出ました。この株に感染すると、ときには致死性の溶血性尿毒症症候群を起こします。大発生の根源を突き止めることは困難でした。最初、ドイツの当局者がスペインのキウリを槍玉に挙げたので、いくつかの国では、BSEのときと同様、スペイン産のサラダ用野菜の流通を禁止することに繋がりました。1990年代初頭、スペインの農業大臣ローザ・アジラーがキウリを口にくわえながら「スペイン産キウリは絶対安全！」といって、テレビに現れたのは、かつてBSEのときにもあった、恐ろしいほどみんながよく知っているジョン・ガンマーの再現でした。大発生が終息する頃には、おそらく北ドイツの有機農場で生産されたマメ（ソラマメ、インゲンマメ、ダイズなど）またはコロハ（南西アジア原産のマメ科1年草）が原因だったのだろうと考えられるようになりました。

食品中の化学物質：天然物と人工物

消費者調査で、食品の安全を危惧する人びとは、「食品中の化学物質」についてよく意見をいいます。ある国際的な食品販売店は、食品中に「よくわからない化学物質が入っていない」ことを要求してきます。でも、食品は化学物質以外の何ものでもなく、中にはよくわからないものもありますから、これはいささかびっくりするような要求です。

もちろん、化学物質に関する心配は、天然に存在していて食品に含まれている化学物質ではなく、食品の製造や加工の過程で加えられる化学物質に対するものです。これは、「天然物は善、人工物は悪」という誤った信念によるものです。実際には、私たちがいつも食べている植物の多くは、少量ですが発がん性を持つ可能性のある天然の毒素や毒物を含んでいます。第1章と第2章で見てきたように、これらは、昆虫やカビやその他の外敵に対する植物の自然な防御物質なのです。米国の毒物学者ブリュース・エイムスは、「食品農薬（99・99パーセントがすべて天然）」という有名な論文中で、米国の食物中の農薬の99・99パーセントは天然に生産される植物の防御物質で、その天然物のうちの約半分は、大量に与えるとげっ歯類にがんを起こさせる、と報告しました。エイムスの発見は、一杯のコーヒーに含まれる天然の発がん物質は、毒物学的にいえば、食物から摂取された残留農薬の発がん物質1年分に相当する量だということでした(2)。

これは重要なことではありますが、だからといって、人びとがコーヒーを飲むのをやめたり、野菜や果物を食べないほうがよいということではありません。16世紀のスイスの内科医フィリップス・アウレオールス・テオフラストゥス・ボンパストゥス・フォン・ホーエンハイム、通称パラケルススは、毒物学の父としてもよく知られています。彼の最も重要な業績は、次の文章に要約されています。すなわち、「すべての物質は毒素であり、毒素をもたない物質はない。毒性を発揮しない量が存在するだけである」ということです。言い換えると、少ない量で害のないものも、大量に摂取すれば危険であり、その逆もいえるでしょう。純粋な水といえども、飲み過ぎれば死を招くこともあります。食物中には天然物か人工物かを問わず、多くの発がん物質があるといって差し支えありませんが、それらの本当の危険性はその量に依存しているのです。

その点についてよい例を挙げますと、収穫後のオレンジは、皮にカビが生えないように、イマザリルという防カビ剤で処理されます。イマザリルは、発がん性が疑われる物質ですが、ラットの実験に基づいて計算すると、人への危険性が生じるのは、皮ごと1万2000個以上食べた場合です。一方、オレンジは1個あたり約70ミリグラムのビタミンCを含んでおり、この量は、必須微量栄養素の摂取量として推奨されている1日分に近い値です。とはいっても、イマザリルと同様、ビタミンCも摂りすぎると害があります。ラットの実験結果から外挿すると、人に対するビタミンCの致死量は約8000個のオレンジに相当します。つまり、ビタミンCの危険性のほうがイマザリルよりも大きいことになります。

ほとんどとはいえないまでも多くの国では、農薬や食品中の着色剤、芳香剤などの化学物質の量は、厳しい基準で規制されています。実験結果やその物質の化学的な性質や構造などの情報に基づいて、専門家によって安全性が評価されています。評価は通常、まず、ある化学物質またはそれと化学的によく似た物質の、ラットやマウスのような実験動物への毒性に関する実験データを取ることからはじまります。限界値の測定には「用量-反応関係」とよばれる、与えた化学物質の量や物理的な作用の強さと、生物に現れる反応との関係が調べられます。そこでは、有害な反応の兆候を、異なった量の物質について、嘔吐のような短期間に起こる反応から、がんの発生のような長期的な影響までを調べます。単一個体での用量-反応関係だけでなく、個体群全体の統計的な関係として、致死率なども表されます。動物実験の結果から、その物質の「目に見える影響がない」量を見積もることができるのです。この結果を人に置き換えて、安全基準が決められます。たとえば、げっ歯類で「目に見える影響がない」とされた量の百分の一または千分の一を採用し、人の体重に合わせて標準化します。

しかし、このような手順で、げっ歯類のデータを人に外挿したのでは、たとえ安全枠を設けたとしても、潜在的な問題点を見つけるための議論を強力に進めるには不十分で、安全性を判断する十分な根拠とはいえません。また、個別に安全性を調べた複数の合成化合物が食物中で混ぜ合わされたときに、どのような影響が現れるかも予想できず、さらに、短期間の毒性試験では、非常に長い期間にわたる影響に気づかないかもしれないと心配する人びともいます。そのような見解は最もで、毒物学的なリスクアセスメント(3)の科学には、しばしば情報に基づいた判断が必要です。しかし、農薬や芳香剤や着色剤のような合成化合物の潜在的な危険性については、天然物の毒に比べ、より厳密に、詳細に調べられています。たとえば、ジャガイモを合成化合物と同じ基準で調べたならば、使用禁止になってしまうはずです。なぜならば、ジャガイモにはグリコアルカロイド類という毒が、基準値の100倍も含まれているからです。新鮮な生のジャガイモ1キログラムあたり200ミリグラムが、安全な許容量として一般に受け入れられていますが、市販されているジャガイモに含まれる平均的な濃度は、おおむねその半分程度です。

この節で伝えたいことが三つあります。一つ目は、「ベビーフード中に潜むがんの危険性」とか「焼肉ががんの原因かもしれない」というような新聞記事に出会ったときには、普段の食事で、そんなに害を起こすほどの量を食べるだろうか、と考えてみる必要があることです。二つ目は、食物中の合成化合物は、必ずしも天然の化合物に比べて危険性が大きいとはいえないということで、三つ目は、人は毒物かもしれない物質を含む食べ物を食べないわけにはいかないということです。

「すべてのものはその量に依存している」ということは、「多ければ多いほど、いつでも、より悪い」ということではありません。ビタミンCとオレンジの例で見たように、食物中の多くの化学物質は、低用量では私たちにとって役に立ち、たぶん、生きていくために必須なのですが、摂りすぎると毒になります。ビタミンCを摂らないよりは、適量摂ったほうがよいのですが、非常に大量に摂取すると危険な場合があります。この点については、第4章で詳しく見ていきましょう。

アクリルアミド

2002年、スウェーデンの科学者がフレンチフライやポテトチップスやパンなど、多くの植物性のデンプン質の食物を高温で調理すると、アクリルアミドという化学物質が生じることを見つけました。グルコースとアミノ酸のアスパラギンが化学反応を起こしてできるアクリルアミドは、げっ歯類でがんを起こすので、毒物学的な助言としては、実現できる範囲で食べる量を少なくしたほうがよいということです。しかし、どこの国でも、また国際的にも食品安全監督官の誰も、アクリルアミドを含む多くの食品を食べないようにという助言はしませんでした。それは、これが新たに生じた危険性ではなく、何百年、何千年もの間、人びとは調理をしてきましたし（第1章参照）、私たちが摂取している程度のアクリルアミドの量が、がんの発生の危険性を増すことにはなりそうにないからです。ヨーロッパと米国のいくつかの研究結果は、アクリルアミドの摂取と発がんの危険性の間に相関性は見られないことを示しています。とはいえ、この種の研究は、得られるデータが、検査を受ける人びとの記憶——食べた物を正確に思い出すことができるかどうか——に左右されることと、人の発がんの危険性には、その他多くの要因が影響しているので、解釈が難しいのです（第4章も参照）。

小児の多動性障害と食品添加物

食物中の人工化学物質が有害かどうかを判断することがとても難しいことは、サウサンプトン大学のいわゆる「サウサンプトンスタディー」[4]によって注目を集めました。タートラジン（橙色）、サンセットイエロー（食用黄色5号）、カルモイシン（赤色）のような食用着色料の摂取が、小児の注意欠陥・多動性障害（ADHD）に関係しているかどうか、長い間議論されています。多くの親たちは、これらの色素の入ったソフトドリンクやお菓子を子どもに与えないように努力しています。親たちは、子どもたちが色鮮やかに着色された炭酸飲料を飲んだ後で、活発になり過ぎたり、行儀が悪くなったりすると思い込まされているのかもしれませんが、着色料とADHDの関係についての信頼すべきデータには、いくつかの問題があります。まず一つ目は、「影響がある」と思い込むことによって、親たちの子どもたちを見る目にバイアスがかかっているかもしれません。二つ目は、炭酸飲料は子どもたちのエネルギーを高めるので、子どもたちをより活発にさせ、このことが着色料の影響だと誤解されているに違いありません。そして三つ目は、炭酸飲料を、パーティーのような場で飲んでいるとしたら、そのような「機会」が子どもたちを非常に活動的にさせているのかもしれません。

サウサンプトンスタディーは、対象者に対し無作為に、二重盲検法で、プラセボ（偽薬）を投与する方法を採用し、このような疑問に決定的な方法で挑もうと試みました。つまり、子どもたちは、無作為に異なった処置を受け、どの子どもにどの処置が施されたかを、この実験に参加したり記録した人は誰も知りませんでした。子どもたちには、人工着色料かそれとは見分けのつかないプラセボの入った飲み物のどちらかが与えられました。実験は、3歳児と8～9歳児の二つの年齢のグループに対して行われました。論文の著者らは、教師と親の評価に基づき、子どもたちの多動に対する食品添加物の影響が示されたと結論づけています。しかし、欧州食品安全機関は、この研究が「これらの個々の着色料と行動への影響の間の因果関係を実証するものではない」という見解を示しました。この結論には、たぶん、いくつもの理由がありそうです。たとえば、この実験では、個々の着色料そのものについてではなく、4種類の色素のそれぞれが、保存料の安息香酸ナトリウムと混合された状態で調べられていました。さらに、異なった方法で子どもたちの行動を評価した総合点による算定では、二つの混合物の片方のみに多動性が認められていました。「優れた基準」を採用してさえ、着色料が多動の原因かどうかはわからないのです。

食物アレルギー

UKでは、年間約10人の人が食物アレルギーで亡くなっています。死亡原因の大多数はピーナッツまたは木の実を食べたことによるもので、そのほかは、乳製品または魚介類のアレルギーによるものです。住民調査によれば、回答者の3分の1は、食べ物やそのほかの何かに対してアレルギーがあるといっています。しかし、実際のアレルギーの有病率はこれよりずっと低く、UKの子どもで5~7パーセント、成人では1~2パーセントと見積もられます。食物アレルギーだと考えている人びとは、実際は、第2章でミルクに含まれる乳糖が分解できなくて、飲めないケースについて議論したように、アレルギーというより、たとえばコムギやミルクを受けつけない（不寛容）のかもしれませんし、ただたんに、特定の食物が大っ嫌いなだけかもしれません。これから見ていきますが、本当のアレルギーは免疫系に関係するもので、ある食べ物のほんのわずかな量を摂取しただけで、重篤な状態に陥ります。それに対して「不寛容」の場合は、免疫系とは関係なく、現れてくる反応は、もっぱら摂取した量に依存します。UKの食物アレルギーの有病率は増加傾向にあり、たとえば、ピーナッツ・アレルギーは、21世紀最初の5年間に約2倍になり、さらに、キウイやゴマやグースベリー（スグリの実）などに対するアレルギーが新たに生じています。食物アレルギーが増加傾向にある理由は誰も知りませんが、喘息《ぜんそく》や花粉症や湿疹のような、いわゆるアトピー性アレルギーの一般的な増加と関連しているのかもしれません。一般的なアレルギーは、西ヨーロッパのほとんどの国だけでなく、米国、カナダ、オーストラリア、ニュージーランドでも増加傾向にあり、この増加は、おもに経済的に豊かな国で見られます[5]。

一般的なアレルギーと、とくに食物アレルギーの増加の原因について説明する前に、アレルギー反応について簡単に振り返ってみましょう。ごく簡単に説明します。

食べ物あるいはほこりや花粉や蜂に刺されることや、石けんのような刺激に対するアレルギー反応は、「悪い」刺激に対抗しようとする体の免疫系が働いた結果といえます。多くの要素からなる免疫系は、細菌やウイルスやもっと大きな回虫や吸虫などの寄生虫のような、侵入者が及ぼす害に対する防御機構です。免疫反応は、通常、外敵の認識、影響を受けた部分の炎症、そして化学的な攻撃や特別な細胞による外敵の破壊という、いくつもの段階からなっています。食物アレルギーは、免疫系が食物中のタンパク質を侵入してきた寄生体と「考え」、侵入者を破壊する通常の反応が動きはじめたときに起こります。食物アレルギーは、しばしば、喘息や湿疹のようないわゆる「アトピー性アレルギー」に付随して起こり、ある特定の認識機構、つまり免疫グロブリンE（IgE）という抗体と関連しています。

抗体は免疫系の最前線で、外来のタンパク質に結合すると、侵入者を壊すほかの免疫系の部分に信号を送ります。IgEが一度外来のタンパク質に結合すると、ヒスタミンのような化学伝達物質が放出され、血管が拡張し、その結果、皮膚が腫れたり、感染を起こして赤くなることがよくあります。血管の拡張は、影響を受けた領域への血流量を増やして免疫系の成分を運び、それらが侵入者を壊します。IgE免疫反応に伴う炎症は、非常に危険な場合がありま す。喘息患者は呼吸困難になり、食物アレルギーのある人は「アナフィラキシー」を起こすかもしれず、すぐに手当をしないと死亡することもあります。アナフィラキシーは免疫系が活発に働き過ぎて、腫れが局所的というより、咽頭を含む体の広い部分に起こる反応です。

さて、なぜ一般的なアレルギー、中でも食物アレルギーが多くの国で増加しているのかという話に戻りましょう。増加が、わずか20～30年というきわめて短い期間に起こっているので、何らかの遺伝子の変化の結果ではなさそうです。

一つの考えは、1980年代にいわれはじめた「衛生仮説」です。要約すると、私たちがあまりにも衛生状態のよい環境で育ったために、免疫系が働く機会を得られず、その結果、食物中のタンパク質のような攻撃しなくてもよい「侵入者」を攻撃してしまっているというのです。この仮説を支持する証拠がいくつかあります。一つは、開発途上国ではアレルギーはずっと少ないですが、それらの国は衛生状態が悪く、子どもたちは、幼いときに多くの感染症にさらされています。二つ目は、ある研究によれば、伝統的な田舎の大家族の子どもたちは、都会の少人数の家族の子どもより、多くの感染症にさらされていますが、その子どもたちはアレルギーになりにくいということです。三つ目は、統一前のドイツでは、東ドイツの子どもたちは西ドイツの子どもたちに比べ、アレルギーになりにくかったようでしたが、1989年の再統合後、東側が豊かになり、西側の衛生基準を採用するようになると、この差がなくなりました。フィンランドでは、ある研究で、十代の若者のアトピー性アレルギーと細菌の多様性を含む環境の生物多様性の間に、関係があることが明らかになりました。生物多様性に乏しい地域に住んでいる子どもほど、アレルギーを持っているといえるかもしれません。衛生仮説は、しばしば「少量のゴミは害にならない」と要約されます。しかし、これは食中毒の原因になる危険な微生物を食べるのはよい考えだ、ということではありません。

別の考えは、衛生仮説とも矛盾しませんが、早い時期に食べ物に触れることは、将来、同種の食物中のタンパク質に対して働く免疫系を促進するに違いないというものです。UKの厚生省は、家族に何らかのアレルギーを持つ人がいる場合、妊婦は、妊娠中と授乳中はピーナッツを食べないようにすることを勧めていました。しかし、ある研究では、幼い時期にピーナッツに触れると、実際には、大きくなってからアレルギーになりにくくなるかもしれないともいわれており、この勧告は取り下げられました。

食物アレルギーは、ほかのアレルギーと関係しており、たとえば、カバノキの花粉に対するアレルギーになった人は、これに伴い、果物のキウイに対してもアレルギーになります。アレルギー源に繰返しさらされることは、免疫系の反応を増大させ、その結果、ある時期を過ぎるとアレルギーが成立することに間違いはありませんが、幼い時期の暴露と衛生仮説での免疫反応との関係は、依然明らかではありません。同様に、なぜ、大人よりも子どもにアレルギーが起こりやすいかもわかりません。

栄養と、子どもの喘息や湿疹のようなアレルギーの関係に関する主要な国際的な研究によれば、ファーストフードをよく食べる子どもはアレルギーになりやすく、野菜や果物をよく食べる子どもはなりにくい傾向が見られました。しかし、これは、アレルギーがジャンクフードによって起こるといっているのではありません。

食中毒

ほとんどの人が、「食中毒」または食品による急性の病気にかかったことがあるでしょう。世界的に見れば、小児のおもな死亡原因は、加熱していない食品や水による病気で、年間5万人が亡くなっていると推計されます。多くの場合、下痢が長期間続いている間に、脱水症状を起こしていると考えられます。ある種の食中毒では、症状が24〜48時間継続し、患者はその間激しい下痢と嘔吐のどちらか、または両方に見舞われるでしょう。この種の食中毒は、通常、「小型の球状ウイルス」すなわち「ロタウイルス」の仲間のウイルスが原因で起こります。ウイルスは、通常、誰かの手から調理中や食事中に食品に付着するのです。ウイルスは感染性が非常に高いので、手洗いを念入りにしない限り、家族のような集団内で簡単に広まってしまいます。

細菌性の食中毒は、サルモネラ菌、カンピロバクター、病原性大腸菌、リステリア、クロストリジウムのような病原菌によって引き起こされます。ウイルス性の食中毒に比べて、細菌による食中毒のほうが、一般に重症です。たとえば、UKでは、年間およそ５００人が、細菌による食中毒で亡くなっていると推定されます。大きな事件としては、２０１１年に北ドイツで起こり、ヨーロッパ各地に拡大した大腸菌O104・H4型による食中毒で、5〜7月の間に48人が亡くなりました。

このような重症型の食中毒の病原菌は、生の食材中で生きていて、食品に移ることがよくあります。たとえば、サルモネラ菌やカンピロバクターは鶏肉から検出されるので、生のまま、あるいは十分火の通っていない鶏肉を食べることは危険です。病原菌は、台所で生肉からほかの食材にも移行します。米国では、疾病予防管理センター（CDC）が、細菌性食中毒の発生を記録しています。2012年には、16件がリストに上っており、原因の食材には生野菜、果物、牛ひき肉と家禽（鶏肉）がありました。CDCの推計では、米国全体で、食品が原因で1年間に5000人が亡くなり、32万5000人が病院にかかり、7600万人が病気になっているということです。

善玉菌と悪玉菌

すべての細菌が人に害を与えるわけではありません。実際、平均的な人の体内には、たぶん、人の細胞の数の10倍くらいの細菌がいるでしょう（細菌の数100兆個に対し、成人の細胞の数は約60兆個。細菌の細胞は人の細胞に比べて非常に小さいので、数100兆個の細菌の重さは約1・5キログラム）。これらの細菌のほとんどは消化管に棲んでいて、そのうちの何種類かは人によい影響を与えています。ざっと見積もって、私たちが取り込むエネルギーの10パーセントは細菌の助けによるもので、私たちは、細菌の助けなしには食品の一部を消化できず、利用できないのです。たとえば、母乳にはグリカンとよばれる炭水化物が含まれていますが、腸管内にいるある種の細菌がそれを糖に変えてくれてはじめて、消化できるようになるのです。詳しいことはまだわかっていませんが、消化管にいるその他の細菌が、胃や腸のがんのようなある種の慢性的な病気だけでなく、心臓血管系の病気の原因に関係しているかもしれません。プロバイオティクスとよばれる食品が市販されていますが、とくにヨーグルトにはミルクを発酵させる細菌が含まれています（第1章参照）。このようなプロバイオティクスは、消化管にいる「善玉菌」の数を増やすと、宣伝されています。プロバイオティクスが人の健康に有益だという証拠はありませんが、いくつかの無作為抽出実験で、ある種の小児下痢症を軽くする効果があるかもしれないと報告されています。その他の腸の病気に対する効果は、五分五分です。

有機食品と遺伝子組換え食品

消費者調査によると、人びとが有機食品を買うおもな理由は、有機食品は安全で栄養価が高いと信じているからです。もしも、有機食品と従来型の食品の安全性に違いがあるとすると、食品の小売業者にとって大問題です。なぜならば、彼らが売っている食品の97パーセントは従来の方法で生産されていますから、販売しているものの大部分が、3パーセントの有機食品よりも何らかの点で安全性に劣ることになるからです。

有機食品運動のはじまりは、19世紀終わりのオーストリアの神秘学者[6]ラドルフ・シュタイナーの著作物です。20世紀前半に、シュタイナーの考えは少し違ったかたちで当時の有機農業運動の設立に取り入れられ、とくに、UKではイブ・バルフォアとアルバート・ハワードによって運動が繰り広げられ、また米国ではJ・I・ローデイルが「有機（オーガニック）」という用語をつくり出しました。彼らの哲学の本質は、食べ物というものは、本来「自然な」方法で育つもので、化学肥料の代わりに肥やしと輪作を採用し、人工的な化学物質の代わりに天然の殺虫剤を使用すれば、どちらの方法も、より体によく、より持続可能だということです。個々の有機（栽培）認定機関は、異なった基準で有機農業従事者を認定していますが、すべてに共通していることは、殺虫剤や動物の病気の予防薬や化学肥料の使用を、従来の現代農業で使われてきたよりも少なくするということです[7]。この点に関しては、有機農業は20世紀後半から21世紀の先進国の農業よりも、19世紀の農業あるいは貧しい国の細々とした農業に近いといえます。

有機食品生産ではほとんど殺虫剤を使いませんが、完全に無農薬というわけではなく、有機食品に関するUK最大の通商認定機関である英国土壌協会（ソイル・アソシエーション）で認可されている農薬の一覧表には、硫酸銅、ロテノン[8]、および硫黄のような天然物と見なされる物質が含まれています。食品の生産と加工の工程で、わずかな殺虫剤やその他の合成化学物質を使用することによって、有機食品の安全性が保たれるのでしょうか。

私たちは、すでに、天然の毒物は、人工的な合成化学物質に比べて必ずしも安全だとはいえず、ほとんどの物質の毒性は、その量に依存していることを見てきました。家畜の病気の予防に合成薬剤を投与することは、消費者にとって危険な病原菌の拡散を抑える助けになるかもしれません。これは、オランダの研究結果の、有機農業で飼育されたニワトリが従来の方法で飼育されたニワトリに比べ、およそ3倍のカンピロバクターを持っていた理由を、いくらか説明できるかもしれません。しかし、米国での別の実験では、店頭に並んでいる鶏肉中のサルモネラ菌とカンピロバクターの検出頻度に、有機飼育か従来型飼育かによる差は認められませんでした。

従来の農法で栽培された穀物や果物や野菜は、カビの発生を抑えるために、収穫の前後に殺虫剤で処理されることがよくありますが、有機栽培でできたものにはそのような処理はされません。このことは、理論的には、有機食品には、有害な毒素を生産するカビが生えることがあるのでより危険だ、ということになります。有害な毒素には、ピーナッツのアフラトキシン、コムギの麦角菌《バッカクキン》（エルゴット）毒素などがあり、中世のヨーロッパでは、エルゴットによって何万人もの人が亡くなりました。要するに、従来の生産方法でつくられた食品のみならず、有機食品に対しても安全性を危惧する理由があるのです。しかし、最も重要な点は、有機食品と従来の食品の安全性に決定的な違いがあることを示す研究結果はないということです。それでも、有機食品の消費者は、従来の食品には農薬の長期間の使用による未知の有害な影響があるかもしれず、あるいは、種々の異なった化学物質が混ぜ合わされた場合に、予知できない効果が生じるかもしれないと主張するでしょう。

有機農業活動は、遺伝子組換え（GM）食品に対抗するものです。ある意味、これは逆説です。なぜならGM技術の一つの目的は、植物そのものの内部に防虫剤を組み込ませ、穀物に化学薬品を噴霧する必要性を減少させようとするものだからです。有機農業の実践者は、バシラス・チューリンゲンシスという細菌が生産する殺虫剤（BT剤）を散布することは認めていますが、細菌の「殺虫遺伝子」（BTタンパク質をつくる遺伝子）を体内に導入した穀物を育てることは認めていません。

GM食品への反対には、本質的な三つの理由があります。一つ目は「不自然だ」ということ、二つ目はGM食品が環境に対する脅威となること、三つ目は人の健康に害を及ぼすことです。ここでは、三つ目の理由についてだけ見ていきましょう。ほかの理由については、第5

章で検討しようと思います。ＧＭ食品が人の健康に有害かどうかを、私たちはどうやって知るのでしょうか。個々の新しいＧＭ化した食品は、消費してよいと認められる前に、毒物学的な危険性の検査と同様の原理で、安全性が確かめられます。専門家が、対象物にアレルギーを引き起こす物質（アレルゲン）が含まれていないか、毒性あるいはその他の消費者に不利な影響がないかどうか熟考します。この危険度評価の重要な要素の一つは、「実質的同等性」とよばれています。植物のＧＭは精度の高い技術なので、科学者は特定の遺伝子の変化によって、植物体内でどのような化学的な変化が生じるかを特定することができるでしょう。もしも、専門家が新しいＧＭ食品あるいは穀物には「実質的同等性」があると結論づけたなら、それは従来法でつくられた食品や穀物と毒性やアレルゲン性を示す化学的な性状に違いがないということです。したがって、新しい危険性に関する問題は持ち出されません。疑い深い人びとは、そのような判断は、ＧＭ食品を何年にもわたって人に与えた実験と同じではないと主張し、実験室でラットにＧＭ製品入りの餌料を与えて有害な影響が示されたという研究結果を強調しますが、これらの研究には多くの点で不備があります。実際、米国でＧＭ食品の危険性を主張している人びとは、12年以上、病気になることもなくＧＭダイズやＧＭトウモロコシを消費してるわけで、ＧＭ食品やＧＭ穀物の悪影響について情報を引き出すことはとても難しいでしょう。

まとめ

この章で、私たちが食べる食品中にあるに違いない危険性のいくつかについて、吟味してきました。私たちの危険性に対する主観的な解釈が、客観的で科学的な証拠によって変わる可能性があることも示しました。今日の食品が抱える最大の危険性は何でしょうか。殺虫剤や病原菌や有害物質が残る土壌ですか。飲食が原因の病気ですか。アレルゲンですか。人工着色料や香料のような食品添加物ですか。これらは、世論調査の際に、懸念されることの代表として選ばれた選択肢の項目です。これらの危険度をほぼ正確に比較する方法は、それぞれの原因による食物関連死者数を数えることです。しかし、これは、つねに、死亡原因を一つだけだと断定することが難しく、疾病率が無視されるので単純化し過ぎているといえます。とはいえ、危険度の相対的な大きさの指標にはなります。UKでは、食べ物が原因の病気で年間500人の人が亡くなり、そのうちの10人が食物アレルギーです。殺虫剤中毒、GM食品あるいは食品添加物による死者はありません。しかし、食べ物に関連した本当に大きな危険は、私たちの日常の食事がおもな慢性疾患の原因になっていることで、がんや心臓血管系の病気や脳卒中のどれよりも多くの死亡原因となっています。一方、これらの原因による人口10万人あたりの正確な死亡者数を見積もることは困難です。次の章で、この推定が何を根拠としているのか、また、どのようにして食事が病気の原因となっているのかを見ていきましょう。

（訳注1）大嶋浩 著、『18世紀から19世紀における英国の不純物混和文化史序説（2）』兵庫教育大学研究紀要第38巻、２０１１年；T. Smollett, "The Expedition of Humphry Clinker", Penguin Group, 1771（長谷安生 訳、『ハンフリー・クリンカー　第1巻、第2巻・第3巻』、１９７２年）。

（訳注2）Bruce N. Ames 著、本田財団本田賞レポートNo.86「老化とガンの原因を理解する：環境が果たす役割」、１９９７年。http://www.hondafoundation.jp/library/index/menu:10/page:2

（訳注3）安全工学上、人、環境、物に悪い影響を与える可能性とその大きさの積であるリスクを特定し、分析し、評価し、その結果に基づいて考察し判断する全行程のこと。

（訳注4）J. Stevenson, E. Souga-Barke et al., "The Role of Histamine Degradation Gene Polymorphisms in Moderating the Effects of Food Additives on Children's ADHD Symptoms", *Am. J. Psychiatry*, 167（2010）：1108-1115.

（訳注5）アレルギー症状の強弱に関係なく、子どもから大人まで全年齢を通して日本人に多いアレルギー食品としては卵、牛乳、コムギが挙げられます。

（訳注6）人性論、人智学、アントロポゾフィーともいう。科学では受け入れられない非物質的、精神世界（スピリチュアルな世界）の研究者。

（訳注7）日本では、２００６年に「有機農業の推進に関する法律」が制定され、有機農業の拡大が図られています。
http://www.maff.go.jp/j/seisan/kankyo/yuuki/#kihon

（訳注8）複素環化合物、フェニルプロパノイドの一種。白色、無臭の結晶性の殺虫剤で、哺乳動物に対する毒性が低いです。

第4章　あなた＝あなたが食べた物

はじめに

　イングランドのドーセット州、トルパドル村の殉教者博物館（Tolpuddle Martyrs' Museum）には、「絶望の賃金」について記述した資料があります。19世紀はじめのドーセットの農民の平均賃金は、1週間あたり100円程度でした。彼らの家族の食事は、パンと紅茶とジャガイモにわずかばかりのチーズと砂糖と塩でした。この非常に質素な食事と家賃、燃料、その他の日用品にかかる一家の経費は、1週間あたり約140円になりました。ドーセットの農業労働者の家族は、文字どおり飢えていて、1834年に、6人の労働者が賃金に関する抗議書に署名しました。彼らは逮捕されてオーストラリアに流刑され、後にトルパドルの殉教者として知られるようになりました。彼らは、刑に抗議する80万人の請願書が出された結果、許され、3

年後に帰国し、英雄として迎えられました。

19世紀の終わりまでに、英国は歴史上最も大きな帝国を擁する、世界で最も豊かな国となりましたが、最も貧しい人びとの栄養状態は、依然ひどいものでした。1899年、政府は西アフリカのオランダ人移民の子孫（ボーア人）に対する第二次ボーア戦争[1]のために兵隊を募集することが必要になりました。ところが40パーセント近くの兵士は健康状態が悪くて兵役につけず、80パーセントは戦闘に不適格だと思われました。また、兵士の体格は現在の標準に比べると小さく、18歳の平均身長が162・6センチメートルでしたので、兵隊の採用基準の身長が160センチメートル以上から152・4センチメートル以上に引き下げられました。この事態を憂慮して時の政府は活動をはじめ、1904年には「脆弱な体[2]に関する各部局間の横断的委員会」から報告が出されました。その中の一つとして、貧困層の生徒の栄養状態を向上させるために、無料の学校給食を導入することが推奨されました。

行政が主導したことと国民が裕福になったことが相まって、英国男性の平均身長は20世紀の間に約4センチメートル高くなり、平均寿命は25パーセント延びました。ということは、なんと1日あたり6時間も寿命が延びたことになります。全住民の栄養状態が改善され、栄養に関する科学的な理解が深まったことが、実質的にこれらの驚異的な変化をもたらしていたのです。

世界的に見ると、栄養状態の悪さはまだ、大きな問題です。現在、約8億人の人びとは十分な食べ物を得られず、10億人を有に超える人びとは栄養のバランスがとれていないために、栄養不良の状態にあります。一方、先進国では、公衆衛生上の新しい課題として、食べる物が少な過ぎるのではなく、食べ過ぎによる肥満が現代型栄養不良として問題になっています。この章では、二つのタイプの栄養状態の悪さについて調べてみましょう。

栄養学のはじまり

人の栄養については、およそ1500年間、紀元130年に生まれたローマ帝国時代のギリシアの医学者クラウディウス・ガレノス（ガレヌスまたはガレン）の著作物に基づいて理解されていました。ガレンは彼よりも4〜5世紀前のアリストテレスやヒポクラテスと同様、すべてのものは土と空気と火と水の四大元素でできていると考えていました。ガレンは、これらが乾・湿・熱・冷の性質を表わすとする原理を、人体、つまり人の体液と食べ物にも適用しました。彼は、体液は熱と湿、冷と湿、熱と乾、冷と乾という4種類の基本的な変化によって生じると考え、これらの性質を持つものをそれぞれ血液、黄胆汁、黒胆汁と粘液とよびました。たぶん、食糧も同じ四つの要素で特徴づけられることになったのでしょう。たとえば、果物は冷と湿、牛肉は熱と乾の性質を持つと考えました。ガレンは果物が好きではなかったので、父親に果物をまったく食べずに100歳まで生きて欲しいと頼みました。これは、「毎日の食事の量の半分は果物と野菜」を摂るようにという、現代的な観点からはほど遠いものでした。ところが驚くべきことには、現代の「バランスの取れた食事をするように」という助言とまったく同じように、ガレンの栄養学校では、科学的な裏づけがまったくない時代だったにもかかわらず、「満足すべき食事は四つの要素のバランスがとれているべきだ」と勧告したのです。しかし、ガレンの考えは、中世の終わりにはかたちを変え、17世紀の啓蒙時代のはじめまでは続きませんでした。17世紀のはじめには、多くの失敗を重ねながらも、徐々に栄養に関する科学的な研究が出はじめました。

18〜19世紀には、アントワーヌ・ラヴォアジェ、クロード・ルイ・ベルトレーなどによって、すべての生物は四つの基本的な元素——炭素、水素、窒素、酸素——によってできていて、食べ物の原料は、3種類の化学物質の形でこれらの元素を含んでおり、3種類の化学物質とは、筋肉をつくっているタンパク質と、脂肪と炭水化物だということが確立されました。生物が、ほんの少量ですが、硫黄やリンなどの元素を含んでいることも知られていましたが、これらの微量栄養素の働きと重要性についてはよくわかっていませんでした。栄養学のもう一つの進展は、体が食べ物をどのように代謝するか理解できるようになったことで起こりました。たとえば、19世紀のフランスの科学者クロード・ベルナールは、体がデンプンのような炭水化物を単糖の一つであるグルコースに分解すると、その後、グルコースはエネルギーをつくり出すために使われることを示しました。

とはいえ、人の栄養に関する化学のパイオニアたちは、しばしば重大な間違いも犯しており、その中には、フランスの化学者マルセラン・ベルテロが「人は大気から窒素を吸収できる」と信じたような誤りもありました。19世紀には、ドイツの化学者ユストゥス・フォン・リービッヒは、どちらかといえば現代の固形スープストックに似た、栄養豊富な肉の抽出液、いわゆる「肉エキス」(これは、実際には栄養価が高くはなかった)と、「完全な育児用ミルク」(実際は、ビタミンがまったく含まれていなかったので、栄養不良になってしまった)で財を成したのでした。

ビタミン

19世紀の終わりまでに、タンパク質と炭水化物と脂肪が主要な栄養素で、リン酸、硫黄、カリウムとナトリウムのような少量の無機質(ミネラル)も必要なことがわかっていました。しかし、人を含む動物が成長し、健康に生きていくために欠かせないビタミンについては、まだ、知られていませんでした。ビタミンの発見の歴史は、新しい科学的な証拠が、それまでに科学界や医学界で確立していたドグマを否定するものであった場合に、どれほど無視されるものなのかを示しています。それはまた、最終的には証拠と実験法が、それまでの世間の常識と偏見を覆すことができることも示しています。18世紀の半ばからのおよそ150年以上、現在ではビタミンの欠乏によって起こっていて、食事内容を少し変えるだけで予防できる病気について、その原因はビタミン以外のものによるものだと、頑固に主張されていたのでした。たとえ、栄養学的な基礎をもった、納得のいく証拠があったとしてもです。

たぶん、示された証拠に対する抵抗が最も激しかったのは、壊血病の歴史でしょう。壊血病にかかると、皮下に内出血が起こり、無気力、便秘、関節痛、筋肉の軟化、歯周病、腐敗臭が起こります。壊血病は、船に乗る人たちにとって、とくに大きな問題でした。そのうえ、海軍で健康な船員が重要だったこともあって、もっと詳しく研究すべき課題になりました。

16世紀の航海探検家のペドロ・カブラルとリチャード・ホーキンスは、どちらも船員たちに柑橘類を与えることが、海での壊血病の治療に効果的なことを発見しましたが、壊血病は、甲板の下の汚い空気あるいは塩漬け肉による塩分の摂り過ぎが原因で起こるという考えが主流でした（この考えは、300年後、最晩年の海軍大将ネルソンによっても支持されていました）。スコットランドの軍医ジェームズ・リンドが、1740年代に、適切な対照群をおいた実験を行い、柑橘類が壊血病を完治させてもなお、英国海軍は硫酸やオオムギのバクガ（麦芽）のような柑橘類以外のものを使った治療法を採用したがったのです。新鮮な果物が壊血病を治すことを発見したのはジェイムス・クック船長だ、と間違えられることがよくありますが、じつは彼は、船員たちに毎日必要量のバクガを与えることで壊血病の予防に成功した、と考えていました。[3] 非常に長い航海の途中で、しばしば上陸し、新鮮な果物と野菜を船に積めたことは、幸運なことでした。これこそ、彼の船員が壊血病にならなかった本当の理由です。

やがて、18世紀終わりのナポレオン戦争の間には、柑橘類の効果が強力なことが英国海軍によって受け入れられ、１８０５年のトラファルガーの戦い[4]では、１日の配給量のライムジュースを飲んだ船員からは、壊血病にかかる人がほとんどなくなりました。実際には、ライムジュースよりもレモンジュースが多く使われていたのですが、ラムと混ぜた「ライミー」というニックネームが、英国人船員の間に広まりました。これは素晴らしい考えとして認められたかと思われましたが、議論は終わってはいませんでした。19世紀の終わりに、王立協会は、防腐剤の発見者のリスター卿を議長とする調査委員会を設立し、「ライムジュースも野菜も壊血病を予防しないし治療もしない…壊血病は腐った食べ物を食べたことで起こる病気だ」と結論づけました。海軍が、壊血病は船員に柑橘類のジュースを与えれば治療できることを認めてから、90年以上も経っているのに、どうして、王立協会はそんな間違った奇怪な結論を出したのでしょう。答えは、１８７５年の英国北極探検隊にありました。ライムジュースを大量に飲んだにもかかわらず、壊血病が大流行したのです。このことは、柑橘説の誤りを明らかにしたように見えました。この謎がようやく解けたのは１９１８年の探検の際に、ライムジュースをアルコールと一緒に飲むと、壊血病を予防する力が急激に失われることが示されたときでした。同じような探検旅行でレモンジュースが用いられたときには、壊血病にはかからず、また、レモンジュースのほうがより長く効果が保たれていました。私たちは、いまでは、レモンやライムに含まれていて、壊血病の予防や治療に働いた物質がビタミンC、別なよび方をするとアスコルビン酸で、これは時間が経つと酸化されて壊れることを知っています。

おかしなくらいよく似た現象ですが、ビタミンが関係したほかの三つの病気の予防や治療の効果の発見についても、科学界と医学界から大きな抵抗を受けました。それは、脚気とくる病とペラグラの場合です。いずれも、食事がその病気を予防し、治療に有効だということを示す実験的な証拠は採用されず、ほかの仮説が採用されていました。

ビタミン（vitamin）という用語は、１９１２年に最初に使われました。もとは「vitamine」と綴っていましたが、それは（後に間違いだとわかるのですが）この用語をつくったカシミール・フンクが、すべてのビタミンはアミンとよばれる化合物の仲間だと考え、「vital amine」を縮合して「vitamine」としたのでした。今日までに、科学者は、炭水化物、タンパク質、脂肪と無機質に加えて、人の体が機能するためには、その他の必須栄養素すなわちビタミン群が必要だということを認めてきました。１９４１年までに、人の健康に必須な13種類のビタミンが発見されました。

ビタミンは生命維持の領域で役割を果たしています。たとえば、ビタミンAは目で必要です。なぜならば、目の網膜にあって、光の光子を電気信号に変え脳に送る化合物は、ビタミンA由来なのです。ほとんどのビタミンは、体の細胞中の生化学反応を促進します。たとえば、ビタミンB_1とB_2は、エネルギーを生産する代謝経路に関与し、ビタミンCは体内に最も豊富なコラーゲンの生産に重要です。これは、また、「抗酸化剤」としても働きます。抗酸化剤は、DNAが損傷しないように細胞を守る力を持っています（第1章と本章の以下を参照）。人の体では13種類のビタミンのうちの12種類はつくれないので、食物中に含まれているものを使わなければなりません。例外はビタミンDです。多くの人は、必要なビタミンDの多くを食物から得ていますが、太陽の光を浴びると、その結果として体内でビタミンDが生産されるのです。太陽光中の紫外線（UVB）は、コレステロールをビタミンDに変える働きを助けます。哺乳動物は、それぞれの種ごとに、それぞれ異なったビタミンをつくることができます。たとえば、霊長目の中で、メガネザルとサルとヒトを含む類人猿は、およそ6000万年前にビタミンCをつくる能力を失いました。キツネザルとロリス（ノロマザル）という霊長目は、ほかの哺乳動物と同様、ビタミンCをつくれます。私たちの遠い祖先は、食事によって多くのビタミンCを摂っていたので、自然選択は、不要な代謝機構は持たず、不要な化合物をつくるためのエネルギーを使わない個体を好んで残したのです。

栄養と健康

現在、人の栄養に関する科学的な理解は、19世紀あるいは20世紀はじめとは比べものにならないほど深まっており、12種類のビタミンに加えて、約17種類の無機塩、タンパク質の構成要素の10種類のアミノ酸と2種類の脂肪酸を、食べ物から得なければならないことが知られています。それらを、私たちは自分自身ではつくれないからです。栄養の科学に基づいて、栄養学的な指針の基盤、いい換えると、何が「健康的な食事」の構成要素になるかを示す食事摂取基準（DRVs）がつくられています[5]。その基準には、炭水化物、脂肪、タンパク質および全エネルギーとともに、人の体でつくれないビタミン類、無機塩類、その他の必須な微量栄養素も取り上げられています。それぞれのビタミンと無機塩の推奨される摂取量は、体内でのそれぞれの役割に応じて異なります。たとえば、体重70キログラムの人の体には、1キログラムのカルシウムと3ミリグラムのコバルトが含まれています。どちらも体をつくり維持するうえで必要な無機塩ですが、このように、両者の必要量は非常に違います。

必須栄養素が極端に不足することは、今日の先進国ではあまりありませんが、いくつかの例外があります。たとえば、UKでは、ある程度の鉄欠乏症が月経期の10代の少女の27パーセントに見られます。これは、赤身の肉やマメ類や緑色の野菜などをあまり食べずに、月経によって鉄を失っているからです。米国では、10代の少女の9~16パーセントが、鉄欠乏症による悪影響を受けています。また、先進国でビタミンD欠乏症が増加していますが、これはライフスタイルの変化が原因の一つです。前に述べたように、ビタミンDの重要な供給源の一つとして、太陽光を浴びることによって、体内でコレステロールからつくられるビタミンDがあります。したがって、野外で過ごす時間が長ければ、ビタミンD欠乏症になる機会が減るのです。ライフスタイルの変化により、以前に比べ、人びとがより多くの時間を屋内で過ごすようになったばかりか、屋外で過ごすときには日焼け止めを使うようになりました。その結果、ビタミンD欠乏症のくる病が、まだ少数だとはいえ、UK、米国、その他の西洋諸国の幼い子どもたちの間で増加しています。ある報告では、血液中のビタミンDが不足すると、多発性硬化症だけでなく、ある種のがんのリスクが上がることが示唆されていました。食材中のおもなビタミンDの供給源は、卵と油の多い魚ですが、マーガリンやシリアルのような加工食品には、ビタミンDが添加されているものもあります。

開発途上国では、必須栄養素の欠乏症が、非常に多くの人びとに悪影響を及ぼしています。15億人以上がビタミンA欠乏症にかかり、その結果、毎年50万人以上の子どもが失明しています。亜鉛、鉄、ヨウ素欠乏症も広範囲で起こっています。この事態を緩和するには、何をしなければならないのでしょうか。「それは、おもに貧困が問題なので、最も貧しい人びとが十分なお金を手に入れれば、もっと栄養のある食べ物を買えるようになるでしょう」と、主張する人がいます。あるいは、「迅速な対応としては、ビタミンAやその他のサプリメント（栄養補助食品）を含んだ錠剤を配布するか、または強化食品を提供する」ことを力説する人もいます し、「作物の改良のみが長期的な解決策です。おもな食事の材料が単調で貧しく、健康に必須な栄養素を欠いているので、栄養の欠乏症が起きている」と主張する人もいます。この解決例として、たとえば、ウガンダでは、ビタミンAの含量を増やした新品種のサツマイモを導入することで、ビタミンA欠乏症がなくなりました。第5章で見るように、開発途上の国々でのビタミンA欠乏症の課題に取り組むことも含め、主要作物の栄養価を劇的に向上させる一つの技術は、遺伝子組換え技術です。

毎日の食事と慢性疾患：疫学

壊血病、ペラグラ、くる病のような栄養の欠乏症から身を守ることは、健康な食事の出発点であり、それ以上のものはありません。また、ある必須栄養素を、病気の予防に必要な最小限の量よりも多く摂ることには、いくらか別の利益があるかもしれませんが、塩や飽和脂肪酸などの摂りすぎは、健康に害があることがわかっています。エネルギーの摂り過ぎは肥満への道につながるかもしれません。これもまた、明らかに健康上のリスクを伴います。この点については、本章の後半で再度取り上げます。

現在、先進国で病気と死亡原因の上位を占めているのは、がん、心臓病、脳卒中および2型糖尿病という慢性疾患ですが不適切な食事が、その危険性を増大させていると考えられています。食事と健康に関する私たちの理解は、三つの方向からの研究結果によって深まりました。一つ目は実験室での化学反応の研究（*in vitro* の研究：試験管内実験）、二つ目はヒトまたは動物個体に対する実験による研究、そして三つ目は、異なった食事内容が健康状態と関連性を持っているかどうかを調べる集団的な観察による研究（疫学）です。

それぞれの研究方法には、それぞれの限界がありますから、理想的には、これら三つの方法の結果を総合して、健康な規定食が示されるとよいのです。一つ目の *in vitro* の研究では、精密な生化学的機構が明らかになり、二つ目の生物の個体を使った実験では、これらの機構が体内でどのように重要な働きをしているかが調べられ、三つ目の集団的な観察では、実社会での食事と健康の間の相対的な重要性が示されるでしょう。しかし、物事はいつも単純ではありません。*in vitro* ではよく働くと思われた機構が、生体内では同じように働かないかもしれません。たとえば、ビタミンCとEを含むある複合ビタミンは、*in vitro* の研究では植物の二次代謝産物と同様に、DNAを酸化による損傷――鉄くぎが錆びるのと同様の現象――から守る、抗酸化作用を示します。したがって、原理的には、そのような化学物質は、ＤＮＡの損傷によって生じるがんの予防に役立つに違いありません。これらの抗酸化剤が、がんを抑えるために用いられている、と力説されることがよくあります。ご存知のとおり、抗酸化剤とプラセボのどちらかをランダムに割り当てられた被験者による実験のほとんどで、抗酸化剤ががんを抑えたという証拠は得られていません。このような研究結果は、栄養補助食品の錠剤を飲むとがんの発症が抑えられる、という説に疑問を抱かせますが、だからといって、抗酸化剤や抗酸化剤を多く含む食品を食べることにもっと別の多くの効果があるかもしれない、という可能性が否定されるわけではありません。もう一つ議論する必要があるのは、実験はほんのわずかな時間行われるだけですが、本当に問題なのは全生涯にわたる食事だということです。さらに、実験では、通常、一度にわずか数種類の抗酸化補助剤が与えられるだけですが、もっと広い範囲の種々の化学物質を摂ることは、がん予防の助けになるかもしれません。

数千人を対象にした、食事と健康の関係に関する大規模な疫学研究は、通常、二つのカテゴリーに分けられます。過去にさかのぼる（レトロスペクティブ）方式と、将来を予測する（プロスペクティブ）方式です。レトロスペクティブな研究では、過去にさかのぼって、人びとが食べた食品の種類と彼らの慢性疾患のリスクの間に関係があるかどうかを調べます。プロスペクティブな研究では、多くのボランティアを募り、何年にもわたって、彼らの健康状態を追跡します。最も大規模で、地理的にも広範囲にわたるプロスペクティブな研究は、1990年代にはじまった「がんと栄養に関するヨーロッパの将来調査（EPIC）」です。この調査は、ヨーロッパの10か国の25～70歳の50万人以上の人びとを、10年以上にわたって追跡し調査しました。1990年代と2000年代はじめに、同様の小規模な将来調査が、北米などのいくつかの地域でも行われました。疫学的な研究には、多くの限界があります。たとえば、次のようなことです。研究結果は、食事と健康状態の間に相関関係があることを示すかもしれませんが、相関関係に、その原因がどうしても必要なわけではないかもしれません。研究では、食事と健康の関係性に関する細胞学的および生化学的な基盤となる機構を、明らかにできないかもしれません。そして、それらの研究は「交絡と効果の修飾[6]」の可能性を排除するようにしなければなりません。たとえば、もしも果物や野菜をほとんど食べない人びとが、たばこが好きで運動が嫌いだったとしたら、たばこと運動のどちらも、がんのリスク要因ですから、食事の効果を調べる研究では、食事と関係のないこれらの影響を除外することが必要です。さらに、野菜のような、ある種の食べ物を少ししか食べないことは、チョコレートのような別の食べ物をたくさん食べることと関連しているかもしれません。これらの交絡と効果の修飾からは、重回帰分析などの統計学的な方法を使えば、抜け出すことができます。この方法では、観察者が一つの効果、たとえば果物と野菜の消費に注目する一方、ほかの要因には定数を当てはめられるようにします。統計学的な方法でこれらの効果を除外するためには、通常、非常に多くの知見が要求されますから、最も価値のある疫学的研究では、できれば数万というような多数の被験者を対象とする必要があります。

疫学的な研究のもう一つの限界は、被験者が食べた物の報告を、その他の生活習慣と同様、正確に記しているものと信じるしかないということです。エネルギー摂取についての詳細な研究によると、彼らが食べた物に関する報告はきわめて不正確でした。このようなすべての理由によって、食事と健康の相関性に関する知見については、専門家は、一般的に、複数の疫学的な研究によってそれぞれ独立に相関性が証明された後で、はじめて受け入れます。異なった研究の結果は、統計学的にいわゆる「メタ分析[7]」に合体され、矛盾がないかどうか調べられます。いろいろな問題がありますが、最終的には、異なった食事が異なった参加者に割り当てられた実験研究だけが、決定的な証拠を示すことになるでしょう。

20世紀中頃に行われた初期の食事と健康の組織的な分析はレトロスペクティブな研究で、がんや心臓血管疾患の発生率が大きく異なる国々の比較をしたものがよくありました。とくに印象的な観察結果は、地中海の国々では、北ヨーロッパに比べて種々のがんと同じくらい心臓疾患が少なく、また、糖尿病も比較的少ないことでした。調査結果を混乱させる飲酒、喫煙、運動のような因子を考慮した統計学的分析の結果から、このような違いの原因は、おもに食事にあるといえました。地中海地方の食事は、飽和脂肪酸を多く含む動物油脂と赤身の肉が比較的少なく、大量の複合炭水化物（パン、パスタ、または米のようなデンプン質食品）、果物と野菜、魚と、オリーブオイルのような不飽和脂肪酸を多く含む植物油と、適量の赤ワインです。「リヨンの食事と心臓疾患の研究」とよばれる研究では、心臓発作を起こした人に、地中海地方の食事か普段の食事かどちらかを、ランダムに割り当てました。4年後、地中海地方の食事群は心臓発作の再発のリスクが、28〜53パーセント低下していました。

地中海地方の食事の数多くの研究の結論は、多くの国の食事指導に、効果的で重要な役割を果たしました。私たちは、もっと多くの魚、果物と野菜、繊維（果物と野菜と穀物中の）、および複合炭水化物を食べて、飽和脂肪酸と赤身の肉は少量、高脂肪の乳製品はほんの少し食べるようにといわれています。別の疫学的研究でも、食事と健康リスクの間に関係があることが見つかりました。最も矛盾のない確かな結果は、次のとおりです。食塩の摂り過ぎは、高血圧のリスクを増し、その結果、心臓病と心臓発作、そしてたぶん胃がんのリスクを増します。繊維の摂取が少ないと大腸がんのリスクが増します。赤身の肉をたくさん食べることは、大腸がんと胃がんのリスクと関係しており、飽和脂肪酸の消費量が多いことは、心臓血管疾患のリスクと関係しています。このことは、人びとが赤身の肉、食塩、飽和脂肪酸などをまったく食べないようにするべきだというのではありません。実際に、現代の食事の指導は、ガレンの指導とは違います。何事も適度にバランスよく、ということです。

疫学的研究によれば、ある一つの型のがん、またはほかのがん、あるいは心臓血管疾患になるリスクのおよそ25パーセントは、食事と関係があります。前述した「ＥＰＩＣスタディ」には、たとえば、心臓血管疾患のリスクは、１日に食べる果物または野菜の重さ80グラムあたり４パーセント程度まで下げられることが示されています。

保健機能食品（食品に対する保健機能の要求）

慢性疾患のリスクと食事との間に関係があるという証拠は、どこから見ても完全というわけではありませんが、専門家たちは私たちの食べる物が、病気や早死のリスクに明らかに影響を与えていることと、健康的にバランスのとれた食事の基本的なパターンは、すべての先進国で共通していると、皆、考えています。しかし、メディアのレポートにも、ウェブ上にも、特定の食べ物が健康によいという記事がたくさん出ています。それは、「スーパーフード」かもしれません。スーパーフードには、がんを予防するブルーベリーやブロッコリーやチョコレート、子どもたちをもっと利口にする魚の油、更年期障害からの回復を助けるビタミン補助食品、あるいは緑色野菜が血液に酸素を送り込むといった風変わりな助言のようなものまで含まれています。

これらの主張のほとんどには、その効果を支持する証拠がありません。複数の研究で正しいことが確認され、大量の試料（多数の被験者）について実験結果が適切に処理されていない限り、そのような主張は、とことん疑ってかかるべきです。たとえば、「ブルーベリーはスーパーフードだ」という主張は、ブルーベリーの抗酸化剤の含有量に基づいています。けれども、これまでに見てきたように、生体内でのがん予防に対する抗酸化剤の役割は、試験管内で得られた結果に反して明確ではありません。とにかく、その他の多くの果物や野菜も、ブルーベリーと同じくらい、豊富な抗酸化剤を含んでいるのです。たとえ抗酸化剤に予防効果があったとしても、たくさん摂れば摂るほど効果があるというわけではありません。これ以上摂取しても効果が上がらない、という閾値《いきち》があるはずです。有機食品の支持者は、たとえば、有機食品は、より多くの抗酸化剤を含んでいるからより多くの滋養分がある、と主張してきました。しかし、多くの研究で、有機食品と従来型の食品の間に、栄養価の違いがあることを明らかにすることはできませんでした。

補助食品産業は、微量栄養素や健康を促進すると予測される物質――たとえ、最終的には予測された効果が示されなくても――を含んだ錠剤を売ることによって、巨額の富を得ています。これらの宣伝や紹介文には、注意深い用語、たとえば、「と見られる」とか、「と報告されている」という慣用句が使われています。

2010年に、魚油の錠剤の世界市場は約20億円でした。タラ肝油は、サバ、イワシ、サケ、生のマグロのような脂の乗った魚とともに、人体、とくに脳を含む神経系の重要な構成成分である長鎖不飽和脂肪酸のよい原料です。飽和脂肪は室温では通常固体です。人工「トランス脂肪酸」は飽和型ですが、ほとんどの動物性脂肪も、パーム油のようなある種の植物油と同様、飽和型です。これらの油脂のほとんどは、大量に摂取すると心臓病のリスクが上がると考えられています。オリーブオイルのような不飽和脂肪は室温では液体で、心臓病のリスクを下げる働きを持っているものもあります。人の体ではつくれない2種類の不飽和脂肪酸は、どちらも18個の炭素原子でできていて、アルファ-リノレン酸（オメガ-3脂肪酸）とリノール酸（オメガ-6脂肪酸）とよばれています。

体内では、これら2種類の脂肪酸は神経系で重要で、また体の抗炎症反応だけでなく、心臓と循環器系で働く長鎖分子に取り込まれていきます。長鎖分子は、魚油にとくに豊富に含まれています。ヒマワリ、キャノーラ、カボチャの種など、いくつかの植物油にも必須脂肪酸が含まれてはいますが、これらは人体内で多様な長鎖分子に効率よく変換されません。体に必要な脂肪酸の原料としては、魚油が最適です。魚油の錠剤を投与する試行実験を受けた人びとの間では、これらの錠剤が心臓病の再発予防を助け、心臓発作による死を免れられるのではないかと推察できるよい結果が出ています。そこで、私たちは、少なくとも1週間に一度は、脂の乗った魚を食べるようにと勧められています。

ところで、魚油は脳にどのような影響を与えているのでしょうか。魚油の錠剤を与えられた子どもたちの学力が向上した、という主張があります。脳の乾燥重量の60パーセントは脂肪で、最も重要な脂肪は魚油中に見出される長鎖不飽和脂肪酸です。これらの脂肪は脳の発達にきわめて重要ですが、だからといって、たくさん食べれば子どもたちがより利口になったり、集中力が高まったりするわけではなく、このような主張を支持する確定的な証拠があるわけではありません。魚油を含む補助食品が、失読症、統合運動障害、および注意欠陥・多動性障害（ADHD）のような行動障害の治療の助けになるかもしれませんが、すべての研究で有効な結果が示されているわけではありません。

栄養と発達：世代を越えた影響とエピジェネティクス

食事は個人個人に対してだけでなく、集団としてみた先進国の慢性疾患による死亡のリスクに影響を与えています。母親の栄養もまた慢性疾患のリスクに大きく影響しています。デイビッド・バーカーは、初期の仕事に基づいて、低体重で生まれると、将来、心臓病、心臓発作および高血圧になるリスクが高いことを発見しました。そして、妊娠中の母親の栄養状態が悪いと、母親の栄養を胎児に送る能力が影響を受け、その結果、生まれた子どもの健康が長期にわたって影響を受けるだろうと仮定しましたが、この考えは、広く受け入れられています。バーカーは、低体重児の体重が2歳以降急激に増えると、将来の心臓病のリスクが増すことも発見しました。これらの影響の中には直接的なものも見られますが、それは、栄養不良の胎児の心臓の筋肉が少ないために、心臓に加えられた損傷から立ち直る能力が低いからです。また、彼らは肝臓も小さいので、血液中のコレステロールの濃度を調節する力が弱く、その結果、心臓病のリスクが高くなるのです。

しかし、最近の10年間に、もっと違ったしくみが明らかになりました。それは子どもの遺伝子が、母体の環境によって発現したりしなかったりするというもので、これはエピジェネティクスとよばれています。たとえば栄養不良の母親の子どもは、遺伝子が、将来病気になりやすくなるようにプログラムされるのかもしれません。１９４４～１９４５年のオランダの飢饉は、ドイツの食糧禁輸の結果を反映しており、母体の栄養の重要さが示されました。いわゆる「飢《き》餓《が》の冬」の時期に、妊娠初期の3か月を過ごした栄養不良の母親から生まれた子どもは、肥満になりやすく、後に、慢性疾患になりやすかったのです。この原因の一部は、エピジェネティックな影響の結果だったのかもしれません。

エピジェネティクスは、驚くべき発見によって、その役割が明らかになりました。それは、祖父母の栄養状態が孫たちの生涯に影響を与えるというのです。ある研究で、スウェーデン北部のエベルカーリクスという町に20世紀初期に生まれた人びとの、平均余命と病気に対する感受性が調べられました。彼らの祖父母たちは19世紀の飢饉《ききん》を1回以上経験していました。結果は、9~12歳の間に飢饉から逃れて生きのびた男性の息子と孫息子は、対照群より、平均6年短命でした。同様の関係が、祖母と娘と孫娘の間にもありました。つまりあなたは、あなた方の先祖が食べた物そのものなのです。

このような世代を越えた伝達――二世代か、おそらくそれ以上の世代を越えて――が、どうやって行われるのか詳しいことはまだわかりませんが、たぶん、病気に対する感受性と平均寿命に影響を与える遺伝子の、エピジェネティックなプログラムが関与しているのでしょう。影響が母親のみならず父親を介して伝えられるという事実は、それがエピジェネティックな影響であることを伺わせます。なぜならば、母親はDNAと栄養分の両方を卵に受け渡すのに対し、父親はDNAだけを子どもたちに受け渡すからです。女性の卵は、すべて生まれる前につくられているので、女性に対しては、エピジェネティックな影響と同様に直接的な影響が及び、母体の栄養が悪いと、出生前の胎児期の娘の卵の成分に、何らかの変化が起きるのかもしれません。多くの先進国では、今日、平均寿命と病気に対する感受性に、最富裕層と最貧困層の間で大きな格差が生じています。たとえばUKでは、最富裕層と最貧困層の間の平均寿命は、およそ13年も違います。この違いの多くは、住居と食事と生活様式の貧しさが原因かもしれません。しかしながら、世代を超えたエピジェネティックな影響は、健康の不平等さが最初に現れたときよりも、問題がさらに大きくならないようにする役割を果たしている可能性もあります。

栄養に関する知恵

妊娠中の女性に関する調査によると、彼女たちがしばしば何かを食べずにはいられない（食物渇望）経験をしていることが明らかになっています。それぞれ個人差があって、甘い物、ピクルス、柑橘類、塩辛い物、あるいは粘土までが渇望の対象となっています。このような渇望は、しばしば、妊娠の過程の栄養学的な必要性を反映していて、妊婦が、自分の食事に必要な食べ物を探すことによって、「栄養に関する知恵」を表現しているのだと言われています。この考えを証明する説得力のある証拠はなく、検出できると思われるさまざまな栄養素のどれが欠損しているためなのか、その機構は明らかになっていません。栄養に関する知恵の最も説得力のある証明は、ラットの研究で示されました。ラットは、飼料中の10種類の必須アミノ酸（前述）のうち、何か一つでも欠損しているものがあるとそのことに気づき、およそ30分以内にその餌を食べるのを止めるのです。アミノ酸の欠損を感知するセンサーは、脳のにおいを処理する部位、嗅皮質にあります。

肥満症：新しい栄養障害

20世紀の終わりから21世紀はじめにかけて、人びとがどんどん太っていくという、世界的な新しい傾向が生じています。肥満症の流行は、豊かな国ではじまりましたが、その後、中所得の国からさらに低所得の国へと広がっていきました。一般に、豊かな国では、肥満症はより貧しい人びとの間で広がるのに対し、低所得の国では、逆に、豊かな人びとの間で流行っています。２０１１年、世界保健機関（ＷＨＯ）は、世界中で約15億人、すなわち20歳以上の人口の30パーセントが過体重か肥満症で、そのうちの5億人、いい換えると成人の10人に１人が肥満症だと見積もりました。学齢期の2億人の子どもについても同じように見積もられ、全体の10パーセント弱、４０００万〜５０００万人が肥満症です。欧州連合（ＥＵ）では、成人の60パーセント、子どもの20パーセントが肥満症です。肥満症の発症は、しばしば世界的な病気の流行だといわれ——普通の感覚では病気ではないと主張する人もいますが——いささか疑いの余地があるとはいえ、いろいろな病気と関係があります。

肥満症の有病率は、国によって非常に異なります。ごく小さな国を除くと、肥満症の有病率のトップは米国で、成人の3分の1が肥満症で、子どもの3分の1以上が肥満症または過体重です。カナダ、オーストラリア、ニュージーランドとＵＫを含む豊かな国では、成人の4分の

1～3分の1が肥満症で、子どもの4分の1～3分の1が過体重か肥満症です。しかし、ヨーロッパでは、子どもの肥満症のトップはギリシアで、女子の37パーセント、男子の45パーセントが肥満症か過体重です。肥満症と過体重の子どもは、ボリビア、チリ、メキシコなどの中所得と低所得の国々でも問題になってきており、成人の肥満症は、エジプト、パラグアイ、ベネズエラで問題になっています。ほとんどの国では、性による差は少ないですが、トルコ、サウジアラビア、南アフリカ共和国などの中東とアフリカの国々では、男性よりも女性のほうが多いです。このような国別の比較をする場合、データの集計方法が国ごとにまちまちなので、数値の取り扱いには注意が必要です。

20世紀後半から21世紀はじめの過体重と肥満症の有病率の増加は、驚異的なものです。有病率の変化については、子どもの場合を見るのが、たぶん、一番確かでしょう。なぜならば、成人の場合、年を取るに従って体重が増える傾向があるので、人口に占める高齢者の割合が、統計結果を見るうえで混乱を招くからです。米国、UK、スペインとニュージーランドの例を見ると、2006年の男子の有病率は1990年以前の2倍以上でしたが、ブラジルではおよそ4倍に増加していました。同じ時期の女子の有病率も、同じような変化をしていました。肥満症の今後の傾向について、いろいろな研究が行われていますが、その中の一つのUK政府の研究では、増加傾向を止める効果的な政策がなされないと、2025年までに成人の40パーセントが肥満症になるかもしれないといわれています。

肥満症と過体重はどのように定義されるのでしょうか。国際的に認められている測定値は肥満度指数（ＢＭＩ）で、体重（キログラム）÷［身長（メートル）×身長（メートル）］（キログラムで表した体重をメートルで表した身長の2乗で割る）で計算します。正常域は18・55〜24・99、過体重は25・00〜29・99で、30・00以上が肥満症と考えられています。その他の測定値として、ウエストのヒップに対する比と腹囲なども使われています。肥満症と関連した健康のリスクを予想するうえで、これらの数値のほうがＢＭＩよりも適しています。それは、余分な脂肪が体内に溜まっていることが数値に反映されるからです。

医療従事者と政治家の間で肥満症が問題にされるおもな理由は、肥満に付随して生じる種々の健康上のリスクがあるからです。過体重や肥満症の人びとと健康な体重の人びとを比較すると、太り過ぎの場合、種々のがん、心臓血管疾患、糖尿病、不妊症、呼吸器疾患などの非伝染性の慢性疾患のリスクが明らかに増加しています。これらの中には、たとえば糖尿病のように、リスクが40パーセント以上増加している病気もあります。米国では、太り過ぎは喫煙に次いで第2の予防可能な早死の原因といわれており、ＷＨＯの試算によれば、過体重や肥満症が食糧不足よりも大きな死亡原因となっている国では、人口の65パーセントが太り過ぎだということです。さらに、過体重や肥満症によって引き起こされる病気で、個人個人が被る負担としては、健康管理に莫大な金額の経費が必要になることが挙げられます。ある試算によれば、そのコストは、２０３０年までに、米国では1年あたり約５００億ドル、ＵＫでは20億ポンドになると見積もられています。

肥満が急上昇していることをある基準で説明するのは、とても簡単です。もし、人びとが確実に消費する以上のカロリーを食べたならば、余分なカロリーは脂肪として蓄えられるので、食べ過ぎるか、またはエネルギーの消費が不足するか、あるいはその両方の場合、ＢＭＩは上がります。しかし、エネルギーの獲得と消費のどのような組合せが過体重や肥満の本当の原因なのか、また肥満症になる人がいる一方でならない人がいる、という違いが生じる原因についてはまだ結論が出ておらず、熱心に議論されています。

食品産業界は、たぶん驚くべきことではないのでしょうが、私たちみんなが、（食べ過ぎなのではなく！）エネルギーを使わなくなるようなライフスタイルに変化していることがいけないのだと、いつも公然と非難します。たしかに多くの人びとは、コンピュータの画面の前に座って仕事をしていますし、歩いたり自転車に乗るよりも自動車を使い、階段を上る代わりにエレベーターを使い、外へ出てスポーツをする代わりにテレビを見たり、ネットサーフィンをして、いつも座っています。

一方、肥満症の専門家の間では、近年のおもな肥満の要因は、安価で高エネルギーな食品の劇的な増加であり、その結果、人びとが必要量以上のカロリーを摂取するようになったか、少なくともその傾向が助長されるようになったという考えでほぼ一致しています。豊かな国ではどこへ行っても、メインストリートを散策すると、ファーストフードのお店がとてもたくさんあることに気づきます。米国の食品医薬品局（FDA）の前長官デイビッド・ケスラーは、現代のファーストフードは習慣性になりやすく、神経伝達物質のドーパミンなどの薬物依存性と関連した前脳神経回路を刺激すると主張してきました。少なくとも、そのように示唆していきます。これは推論ではありますが、第1章で見てきたように、私たちは脂肪と砂糖と塩が好きになるように進化してきたのですから、いかにもありそうなことです。脂肪と砂糖と塩は、食品産業がファーストフードにうまく取り入れている鍵となる成分で、それに口当たりのよさやバリバリという音や見た目のよさのような、「味」をよくするその他の要素が付随しています（第2章参照）。ミルクセーキやドーナッツやフレンチフライを食べずにいられないのは、そのためです。ファーストフードとスナック菓子の1グラム当たりのエネルギーが高いことも、私たちが、お腹がいっぱいだと感じる前に、多くのカロリーを取り込んでしまうことの原因です。たとえば、小さな25グラム入りのポテトチップスには、500グラムのインゲンマメと同じだけのカロリー数があります。さらに大きな要因は、ファーストフードに含まれるタンパク質の量かもしれません。ファーストフードは、どちらかというとタンパク質が少なく、そのために、食べてもあまり空腹感が抑えられません。タンパク質は、炭水化物と脂肪よりも、長い時間空腹感を抑えられることがわかっています。

ほんのわずか、余分なエネルギーを摂っただけで、どれほどの体重が増えるかは、想像以上です。過去30年以上の間に、米国の成人の平均体重は9キログラム増加しました。この体重の増加は、1日あたりわずかに10キロカロリー余分に摂るだけ、つまり、砂糖をまぶしたドーナッツ20分の1個を食べるか、Lサイズのカップのラテ20分の1杯を飲むことで達成します。多くの人びとは、これらを食べ物として意識せず、おやつとして食事と食事の間に食べたり飲んだりしています。それが、食事の調査で食べた物を報告するときに、ほとんどの人が過小に報告する理由の一つでしょう。過小報告の程度が標準体重の人びとは約20パーセントまでなのに対し、肥満症の人びとは約30パーセントまでと大きく違います。

食べた物から得るエネルギーと生活の中で消費するエネルギーの収支を等式であらわしたとき、消費するエネルギーの側では、運動によって体重を減らすことがとても難しい、ということがあります。ジムのランニングマシン上で毎時12キロメートルで20分走ったときの消費カロリーは、330ミリリットルのソフトドリンク1本分のカロリーとほぼ同じです。食事の量を減らしても、効果がなかなか見られません。3年間かけて11キログラム減量するためには、毎日250キロカロリーを減らす必要がありますが、それは、1杯のジン・トニックと片手いっぱいのピーナッツ、50グラムのチョコレートバーあるいは1本のコーラとポテトチップスに相当します。減量に有効な魔法の弾丸だという多くのダイエット療法がありますが、最終的に確実な方法といえば、消費するカロリーより少ないカロリーを摂取することと、そのような習慣を持続することだけです。

摂取と消費のバランスがうまくとれているかどうかとは無関係に、肥満症は体の正常な調節機構が破綻した結果として起こります。私たちの脳には、摂取と消費をつり合わせることのできる、驚くべきフィードバック機構が備わっていて、人類の歴史のほとんどの期間、ほとんどの人びとで、これらの恒常性調節がうまく作動してきました。しかし、現代の「肥満を引き起こす」環境は、安価で変化に富んだ、魅惑的なカロリー源がほとんど無尽蔵に入手できる一方、エネルギーを消費する必要性が減少しており、フィードバック機構が効果的に働く条件から外れてしまっているのです。私たちの体の生理機能と環境の間にミスマッチがあるのです。しかし、誰もが肥満症になるわけではなく、肥満を引き起こす環境に対して、体重を増やすように対応するかどうかが、人によって違うことは明らかです。ある人びとはラッキーで、遺伝的に、エピジェネティックに、または育ち方によって、あるいはこれらの組合せによって、うまく対処できます。このような太ることができない人びとは、そう望んでいるから太りません。ラッキーな条件からかけ離れた過体重と肥満症のほとんどの人びとも、減量したいと思っているのです。いくつかの国では、肥満症の増加が緩慢になってきていると報告されています。これは、感受性の高い人びとのほとんどはすでに過体重か肥満症になっていて、残りの人びとは、直接的な何らかの対策の結果というよりは、これらの病気に対する抵抗性が高いのでしょう。

いまや、肥満症とそれに関連した健康上のリスクが、公衆衛生上、主要で差し迫った解決すべき課題だということが広く認識されていますが、驚くべきことに、効果的な活動はほとんどなされていません。理由は簡単です。まず、第一に、ワクチンのような簡単な魔法の弾丸がないのです。それがあれば、困難な問題に取り組むことができるのでしょうが。二番目には、いくつかの効果的な活動には、食品産業に対する規制が含まれていますが、たばこ産業が何十年も政府の直轄であったように、政府は規制をやりたがらないのです。三番目には、何に対しても選択の機会を制限するような干渉は嫌がられ、政府は「過保護国家」の最悪の過干渉だといわれるかもしれないと恐れています。そのために、ほとんどの政府は、食品産業と情報のプログラムまたは人びとの食と運動の習慣を変えさせるそのほかのいろいろな方法との間で、自発的な合意を得るに留めています。残念ながら、このような戦術の効果に限界があることは明らかです。

どういうやり方ならば効果があったといえるのか、結論を出すにはほど遠いといえます。しかし、子どもたち向けの高カロリー食品の販売と広告を抑制することは、明らかに有効です。一方、加工食品に、交通信号の3色を使ってカロリーと脂肪と砂糖の含量が「高い」ものには赤、「中程度」のものには黄色、「低い」ものには緑の印をつけるという研究の結論は、まだ出ていません。あるレビューでは、20パーセントの「ジャンクフード」税率の導入が、食品の消費パターンに明らかな影響を与えたと示唆しています。最後に、1人前の容器の大きさを小さくすると、カロリーの摂取量を減らすことができるのではないかという指摘があります。

地球上で、15億人が、食糧不足かある種の重要な栄養が不足しているのに対し、15億人は食べ過ぎています。肥満症と飢えの問題に同時に応えるには、食糧を多過ぎるところから不足しているところへ輸送すればよいと結論づけられそうですが、これは現実的ではありません。そこで、最後の章で、将来十分な食べ物がいきわたり、飢えがなくなるのかどうか、という問題に立ち返ろうと思います。

（訳注1）ボーア戦争は英国とオランダ系ボーア人（アフリカーナー）が、南アフリカの植民地化を争った戦争。第二次ボーア戦争は、1899～1902年、オレンジ自由国（独立ボーア人共和国）およびトランスヴァール共和国と大英帝国との間で戦われ、二つの共和国は大英帝国に吸収されました。

（訳注2）体格が悪いこと。

（訳注3）壊血病予防とバクガ：バクガに多く含まれるビタミンB群は、脚気の予防には有効ですが、壊血病を予防することはできません。

（訳注4）ナポレオン戦争の最大の海戦。1805年10月21日にスペインのトラファルガー岬沖で、フランスとスペインの連合艦隊に英国艦隊が勝利し、ナポレオン1世の英国本土上陸の野望を粉砕しました。

（訳注5）「参考文献――さらなる読書のために」の「訳者がすすめるウェブサイト」を参照。

（訳注6）ほかの要因の影響で、調べたいものの影響を正しく評価できない場合、そこに加わった新たな要因を交絡因子（confounding factor）といい、その要因があることによって本来とは異なった結果が示されるような場合に、効果の修飾（effect modification）があったといいます。統計学の用語。

（訳注7）複数のランダム化比較試験の結果を統合して、より高い見地から分析すること、またはそのための手法や統計解析のことで、根拠に基づいた医療では、もっとも質の高い根拠とされます。１９６０年代に社会学者のロバート・ローゼンタールによって開発され、徐々に改善されて、社会行動学を中心によく使われています。

第5章
90億人の「食」

はじめに

この章を読んでいる時間を20分としましょうか。地球上では、その間におよそ７２００のお腹をすかした新しい口が食べ物を与えられ、３６００の古い口が食べることを止めるでしょう。毎秒、約６人の赤ん坊が生まれ、３人の人が亡くなります。つまり、世界の人口は1分間に約１８０口ずつ増加しているのです。人口統計学的な予測が難しいことは、よく知られていますが、専門家たちは、２０５０年までに地球上の人口は90億人を超え、たぶん１００億人になり、21世紀初頭の68億人に比べ、増加することはほぼ間違いないだろうと考えています。

90億人になったときに、果たして十分な食べ物があるでしょうか。この章で見ていきますが、簡単に「イエスかノー」かの答えを出すことはできません。

地球上の人口の増加が、明らかに環境の許容範囲を超えてしまうだろう、という考えは、18世紀終わりにトーマス・マルサスによって最初に提示されました。それは１７９８年のことで、彼の有名な著書『人口論』の中に書かれています。彼は、人口の増加速度は食糧生産速度よりも速いと主張しました。以下は、マルサスの考えの概要です。

人口に対する定常的な努力は…人口の増加は、生存の手段が整うより先に起こります。つまり、かつて７００万人の人びとを支えてきた食べ物を、現在は７５０万～８００万人で分け合わなければならないのです。その結果、貧しい人はさらに貧しい生活を強いられ、多くの人が重度の苦痛を余儀なくされるでしょう。人口が増えることの影響力は、地球が人のぎりぎりの生活を支えるために生産する力よりずっと強力で、人口増が起こると何らかの形で若年死が確実に起こるというような、いろいろな問題が人類を見舞うでしょう。

マルサスの考えは、経済学の概念の「積載量」、つまり環境がいつまでも維持し続けられる人口の上限と関連しています。

ところが、マルサスの考えを批判する人たちは、人口が18世紀の終わりから6倍以上に増えるまでの間に、食糧生産のほうがいっそう速く増加したので、個人が得られる食糧の量が実際には増えたことに気づきました。この驚くべき結果を生み出した魔法の要因は科学と技術であり、社会と経済の変化によって支えられたのだということを、見ていきましょう。問題は、このような状況が将来にわたって継続するかどうかということで、継続するとしたらそれに掛かる費用と環境に与える負荷は、どれくらいになるでしょうか。

地球上で生産される食糧の「総量」が、すべての人にいきわたるのに十分かどうか、という疑問に加え、「分配」についての疑問もあります。21世紀の最初の10年間に、逆説的ではありますが、二つの正反対の傾向が見られました。第4章で見てきたように、世界中でおよそ5人に1人は、必要なエネルギー量に比べて食べ物を食べ過ぎており、その結果肥満症になっていますが、一方、ほぼ5人に1人近くが、飢えているかまたは一定の栄養素が不足した食事を余儀なくされています。そこで、食糧不足に対する一つの答えは、食べ過ぎの人びとの食糧を、食糧不足の人びとに分けるべきだという提案です。

食糧を、多過ぎるところから不十分なところへ分配することを推し進めるのは重要な到達点で、遂行されるべきことですし、深刻な凶作への対応としては非常に重要なことです。しかし、これには、長期的な解決策としては、注意を払わなければならないことが、いろいろあります。第一に、そのような方法は、長い目で見て現実的でしょうか。この分野の第一人者が、次のようにいっています――「それは世界の貧困が問題なのではなく、一部の人びとがとても裕福で、そのほかの人びとはとても貧しいことだけが問題なのだ、ということになりそうです。これは事実に違いありませんが、貧しい人を裕福にさせる助けにはなりそうもありません。」もう一つの、たぶんもっと根本的な理由は、再配分をすることによって、いわゆる援助依存型文化が助長されるであろうことと、食糧欠乏国が、その国自身の食糧生産によって自給自足できるようになるか、または、自国の人口を維持するのに必要な食糧をどこかから買えるくらい、十分豊かになることを妨げてしまうだろうということです。

食糧増産の可能性

私たちが食べるすべての食糧は、最終的には太陽からつくられています。植物は、光エネルギーの光子を捕らえ、それらを化学反応の力として使い、光合成で水と二酸化炭素を結合させてグルコースをつくり、そのグルコースが地球上のほとんどすべての生物を支えるエネルギーを供給しています。太陽光に加え、植物は多くの栄養素を必要とします。窒素とリンとカリウムは最も大量に必要で、次いで、カルシウムとマグネシウムと硫黄が少量、さらにいわゆる微量元素がほんの少量ずつ必要です。微量元素には、亜鉛、マンガン、ホウ素、モリブデン、鉄、塩素と銅があります。十分に栄養が供給されないと植物の生長が妨げられるので、農業者は、後で述べる化学肥料または有機肥料として、それらを植物に与えます。植物の生長にとって、何よりも重要な成分は水です。水が手に入るかどうかが問題で、世界の多くの地域で、将来の食糧生産が、ますます制限されるかもしれません。

植物は、降り注ぐ太陽光エネルギーのほんの一部を捕らえているだけです。一般的には、穀物の光合成効率はおよそ1〜2パーセントです。これが植物に到達する光子エネルギーの割合で、これにより植物が生長するのです。理論的に到達可能なエネルギーのおよそ70パーセントは、植物が吸収するには都合の悪い波長か、または、クロロフィルの分子にぶつからずに失われています。クロロフィルというのは植物の緑色の色素で、光子を捕らえ、グルコースの生産を進める物質です。利用できる太陽光エネルギーの残りの30パーセントの大半は、グルコースをつくる過程の化学反応中に使われるか、植物自身を維持するために使われます。したがって、食糧生産を増やすための一つの理論的な考えは、太陽光をもっと効率よく私たちの食糧に変換することです。植物はそれ自身が、自然選択によって太陽光を効率よく変換し、植物がよりよく生長できるように改善することで、何億年もかけて「製品開発」をしてきましたので私たちの力で大もとから光合成の効率を改善したと確信し過ぎてはいけません。それにもかかわらず、大きな国際的な研究活動が、ゲイツ財団[1]の基金で行われています。それは、「太陽を利用して飢えをなくそう」をスローガンに、世界の人口の半分の人びとの主食である米（イネ）の光合成効率を改善することと同時に、必要な水と肥料の量を50パーセントまで減量することを目指した研究です。どうしたら、この目的を成し遂げられるでしょう。第1章で、異なった光合成経路があることを紹介しました。「C_4植物」とよばれる植物は、太陽光エネルギーをより効率よく糖に変換します。イネはC_4植物ではありませんが、もし、C_4経路を制御している遺伝子が見つかり、それをイネに組み込めれば、イネの収穫の効率が改善されるに違いありません。しかしながら、この章の後で述べますが、植物の遺伝子組換えは議論のあるところです。

食糧生産の将来性を考えるもう一つの方法は、通常、「純一次生産量」とよばれる生産量、つまり、最近の世界の植物がどれくらい生長しているかを示す量ですが、これを食糧に対して適用するのです。地球表面の陸の全一次生産量は、1年あたり56・8ペタグラム炭素と推定されます（1ペタグラムは1000兆グラム＝10^{15}グラム＝1ギガトン）。人は、このうちの約7パーセントを食べ、13パーセントを燃料や建築あるいは紙や繊維をつくることに使っています。それでは、人は7パーセント以上は少しも食べられないのでしょうか。食べられない理由が、少なくとも二つあります。まず一つ目は、人が食べない93パーセントのほとんどは、毒があるか消化できないので食用に適していません。二つ目には、私たちが一次生産物をもっと食べてしまえば、残せる自然が減ってしまいます。生物の多様性を保護することと食糧生産を増やすことの間には、同時に満たすことのできないいくつかの条件を、取捨選択しなければならないという問題があります。

化学肥料

20世紀になる頃、何もないところからアンモニアをつくる方法が発見され、農業が大きく変わりました。ハーバー・ボッシュ法により、大気の78パーセントを占める窒素を水素に結合させて、アンモニアがつくられるようになったのです。19世紀の半ばまで、穀物の生産に窒素が重要かどうかについては、議論がありました。19世紀のドイツの化学者ユストゥス・フォン・リービッヒは、植物の生長に必要なすべての窒素は、雨から得ていて、穀物の収穫量を増やす鍵は、カリウムやカルシウムやマグネシウムなどの無機質を加えることだという、間違った算定をしました。

これが間違いだということは、英国の地主で企業家のジョーン・ベネット・ローズ卿によって示されました。彼は、1843年、世界で最初の農業実験を行いました。それは現在も継続されていて、世界中で最も長い、ほかにはどこにも例のない実験です。ローズは、イングランド南東部、ロンドンのすぐ北のハートフォードシャー州、ローザムステッドの彼の荘園のブロードバーク・フィールドという耕地の一角に、それぞれ異なった化学肥料を施した小区画を準備しました。ローズの実験は、化学者のジョセフ・ギルバート卿と協力して進められ、最終的に、窒素肥料を加えると穀物の収穫量が増えることが確認されました。窒素、カリウムとリン、または堆肥を施した区画では、肥料を施さなかった区画と比べ、1ヘクタールあたり2倍から3倍のコムギの収穫があり、この収穫量の違いは、150年以上続いています。

ローズは穀物の生産量の向上に、窒素肥料が決定的なことを示しましたが、余分な窒素はどこから調達したのでしょう。19世紀の半ばには、おもに3種類の窒素源がありました。自然の鉱物沈殿物、とくにチリ産の硝酸塩、石炭をコークスにする過程の副産物であるアンモニア、そして海鳥の糞あるいは南米の太平洋岸由来のグアノ(2)です。三つの窒素源は、長期間使用し続けるには不十分です。それで、ハーバー・ボッシュ法が20世紀はじめの食糧生産の救世主だったのです。カナダの科学者バクラフ・スミルは、もし、ハーバー・ボッシュ法がなかったら、20世紀終わりには世界の人口の半分しか、食糧が得られなかっただろうと算定していました。

緑の革命

1960年から2000年の間に、世界の人口は30億人から60億人へと約2倍になりましたが、1人あたりの食糧生産量は25パーセント増えました。これは「緑の革命」の結果です。世界の多くの地域、とくにアジアと南アメリカでは、農地の生産性が、次の4項目の組合わせで劇的に上昇しました。おもな穀物の種類をより多くする植物の品種改良、灌漑、農薬の適用と機械化です。

『ガリバー旅行記』の中で、著者のジョナサン・スウィフトはブロブディンナグ国の王について次のように書きました――「彼（王）は、それまでは、ただ1本の苗しか育たなかった地面の一か所に、一か所から二つの穂がでたトウモロコシ、または一か所に2枚の葉を持った牧草の苗を育てることができた人は、誰であれ、すべての種族の政治家を寄せ集めたよりずっと本質的で、その国に対して、有用な仕事をした優れた人間だといえるだろう、といいました。」20世紀の半ばには、人びとはまさにこれを行い、ノーマン・ボーローグは高収量のコムギを開発し、ダグラス・ベルは同じことをオオムギで行いました。彼らをはじめ、植物の品種改良家たちは、穀物の新品種をつくり出し、光合成エネルギーの大半を人びとが消費する種に移行させて可食部の量を増し、茎の長さを短くすることで嵐の中でも倒れにくくし、種の重みで倒れず、カビによって起こるサビ病に抵抗性をもたせました。この遺伝子の革命は、緑の革命のうち、農業の生産性の増加の約半分に貢献したと見なすことができます。ピーテル・ブリューゲル（父）の油絵『穀物の収穫』に描かれているコムギの茎の長さは、農夫の背の高さと大体同じですが、現代のコムギ畑では、成熟した穀物の丈は、腰の高さをわずかに超えるだけです。16世紀の北ヨーロッパの人びとは背が低かったとはいえ、両者のおもな違いは、選択的な品種改良によって、丈の短いコムギがつくり出されたことによるものです。

緑の革命によってもたらされた農業生産の増大は、世界中に均等に広まったわけではありません。これは、コムギ、米、オオムギ、オーツ、トウモロコシ、キビ、モロコシなどの穀物生産を詳しく見るとよくわかります。生産性の変化が最も大きかったのはアジアで、伝統的な農業が、現代的な技術によって変わり、1961～2001年までの間に穀物の全生産量が3倍近く増加しました。この増加のほとんどは、1ヘクタールあたりの収量が2・5倍になったことによるもので、耕作地の面積の増加は20パーセント以下でした。その結果、アジアでは1人あたりの食糧生産量が2倍になりました。一方、まったく反対の例はアフリカのサハラ砂漠以南で、農法はほとんど変わりませんでした。同じ時期の1ヘクタールあたりの収量はほんの20パーセント増加しただけでしたが、耕作地の面積は食糧需要の増加に対応するために、およそ2倍になりました。しかし、アフリカでは、一人あたりの食糧生産量は増えませんでした。ヨーロッパと北米では、農業は、緑の革命以前に、すでに部分的に現代化されていたので、1ヘクタールあたりの生産性は明らかに増加しましたが、アジアでの増加ほどではありませんでした。中南米の変化は、アジアに比べてそれほど大きく変わらず、1人あたりの生産量の増加は1・6倍でした。

農業のうち、家畜と酪農に関する部分では、繁殖と給餌と病気の予防によって、生産されたひな鳥の数は4倍、ブタの数は2倍になり、ヒツジとウシのような牧草地で育てる動物は少しだけ増加しました。21世紀型の集約的な飼育方法では、卵から、3キログラムのひな鳥に育ってスーパーマーケットの店頭に並ぶまでの期間は約45日ですが、農家の庭先や畑で餌をついばんでいる場合は、60日以上かかります。

緑の革命が20世紀後半の人類に莫大な利益をもたらし、開発途上国の数十億人の人びとを飢餓から救ったことは、疑う余地もありません。食べ物の相対価格も、表面上、無情なまでに下落しました。たとえば、UKでは20世紀半ばには、家計に占める食費の割合が平均30パーセントでしたが、21世紀のはじめの10年間には10パーセント以下になりました。以前は先進国で贅沢品だった多くの食べ物が、現在では毎日食べられるほど安くなっています。

しかしながら、緑の革命はコストがかかります。

まず第一に、緑の革命は、水のような少ない天然資源を使い尽くしてしまいます。世界中で使える淡水の70パーセントは、人によって活用されており、すべての水の使用量の3分の2は農業に使われています。地球全体で見ると、1人あたりの使用可能な淡水の量は、20世紀の終わりには、その世紀半ばの半分になっており、世界の人口の約3分の1の人びとは、水不足になっていました。使用されている水の86パーセントは「見えない水」で、食べ物の生産と関係しています。たとえば1個のリンゴを育てるのには70リットル、1キログラムの牛肉の生産には約1万5500リットルの水が必要です。

二つ目には、集約的な農業では、化学肥料の生産や灌漑用水を汲み上げるためや農機具に大量のエネルギーを使います。自然界の一定の地域内の動物群では、食べ物を集めるのに消費したカロリーあたりの得られた食べ物のカロリー数、すなわち効率は、通常約10で、約2〜20の範囲です。ハチドリ（ハミングバード）のようなある種の動物は、非常に多くのエネルギーを消費しますが、とにかく、エネルギーの凝縮された食べ物を食べます。一方、じっと座って待っていて獲物を捕まえる動物は、エネルギーを少ししか消費せず、エネルギーが凝縮されていない食べ物を食べます。したがって、消費したエネルギーに対する獲得したエネルギーの割合はどちらも同じなのです。人間でも狩猟採集民の社会や、原始的な農民の社会では、先に述べた動物と同じようなエネルギー効率でした。つまり、食卓に載せる食べ物を得るのに消費した1キロカロリーあたり、一般的にはおよそ10キロカロリー食べていたのです。しかし、現代の集約的な食糧生産は、用いたすべての化石燃料のカロリーも加えて、一皿の上の1キロカロリーを用意するには1000キロカロリーのエネルギーを注入する必要があります。言い換えると、安い食品が豊富に供給されることを楽しむ一方、1キロカロリー生産するためにかかるコストが、大雑把に見積もって、狩猟採集時代の100倍になっています。

三つ目には、私たちが消費するために、より多くの物を土地から搾り取ることで農業を強化すると、残っている自然から食べ物を取り去り、集約的に耕作された景観からは、豊富にあった野生の植物や動物が急速に数を減らしていることが明らかになっています。たとえば、UK

では、かつては畑のどこにでもいたヒバリのような鳥が、2000年には1960年の約70パーセントにまで減ってしまいました。

これらの三つの代価に加え、緑の革命による生産性の向上は、頭打ちになってきているかもしれません。1961〜1990年までの間、米の収穫量は毎年2パーセント以上増加していましたが、1990〜2007年の間の増加は毎年わずかに1パーセントで、同じ時期のコムギの増収は3パーセントに対し0・5パーセントでした。灌漑の改良、化学肥料の施肥と遺伝学的な改良の恩恵は、初期にはとても大きかったのですが、いったん生産性が明らかに上がると、さらに向上させることは難しくなります。21世紀のはじめの10年ほどの間に、種々の複雑な理由で食べ物の価格が上がりはじめましたが、一部で緑の革命の生産性向上の速度を保持し続けられなくなったことはほぼ間違いないでしょう。この傾向が動かしがたいものであるかどうかは、まだ、明らかではありません。研究開発にもっと投資をすることで、おそらく、生産性向上の新しい波が起こるだろうと論ずる人もいます。

これからの10年、世界の食糧需要が急激に増加することを疑う人はいません。専門家は、需要が2030年までに50パーセント増加し、2050年までにはたぶん2倍になるだろうと試算しています。これは次の二つの理由によります。一つは、食べさせなければならない口の数（人口）が増加することと、もう一つは開発途上国が豊かになることによって、人びとがより多くの食べ物と、水やエネルギーや耕地や農薬など、生産により多くのコストがかかる食品を食べるようになることです。国が豊かになると、人びとの食事はおもに植物中心から肉、とくに牛肉の消費量が増えるようになります。牛肉1キログラムを生産するには、約8キログラムの植物性の餌が必要で、1キログラムのコムギを育てるのに必要な水の15倍量の水が必要です。ある人の試算によれば、1年間の1人あたりの肉の消費量は、現在の38キログラムから、2050年には53キログラムに増えるでしょう。

ある専門家たちは、21世紀の前半に食糧生産を直撃する「猛烈な嵐」について語っています。人口増加と食事の変化により、需要が増加する一方、耕作に適した土地などの資源、とくに水の供給が急速に不足し、エネルギーコストが上昇し、緑の革命による増産はすでに落ちはじめているのです。このような問題の頂点にあるのは、気候変動の攻撃です。

気候変動と食糧生産

人間の活動、とくに二酸化炭素の放出を伴う化石燃料の燃焼が、地球の大気の組成を変えてきたことは、現在ではよく知られています。その結果、地球の平均気温は上昇しています。自然の営みの科学的な理解に基づいた気候モデルによれば、21世紀の終わりまでに地球の平均気温は少なくとも2℃上昇し、もし温室効果ガスの放出が抑制されなければ、もっと上昇すると予測されています。人が引き起こした気候変動は、洪水や干ばつのようなひどい天候の頻度も上げているようです。地球上のいろいろな土地の気候を予測することは、地球全体の平均の気候予測に比べると正確さが劣りますが、将来的には精度が上がるでしょう。

第1章で見てきたように、過去の地球のおもな気候変動は、必ずしも人の活動によるのではなく、太陽の周りを回る地球の軌道の変化のような、自然現象によるものでした。しかし、農業がはじまってからの1万年は、気候が安定した時期でしたが、これからの気候変動は、農業に大きな影響を与えるかもしれません。食糧生産の将来に対する気候変動の影響は、二つの面に及んでいます。つまり、食糧生産によって温室効果ガスが生産され、地球を温暖化させることと、気候変動そのものが、世界のどこかの農業の生産性を下げることです。

21世紀のはじめ、地球の温室効果ガス放出の約25パーセントは農業と土地の利用方法の変更によるものでしたが、もし農業による放出を減らす施策が何もなされなければ2050年には、土壌中などに蓄えられているものも含めて、それらが75パーセント以上になるに違いありません。土地利用の変更は、農業による温室効果ガス放出に大きな貢献をしており、とくに作物を生産するために森を切り拓くと、木と土に蓄えられていた炭素が大量に大気中に放出されてしまいます。要するに、私たちが気候変動を抑えようとするなら、どんな方法で食糧生産をするにしても、同時に温室効果ガスを減らさなければならないのです。

気候変動の二つ目の衝撃は、変動した気候によって、農業生産それ自体が影響を受けることです。勝ち組と負け組ができてしまいそうです。夏の気温が高くなり二酸化炭素濃度が上がると、カナダや北ヨーロッパのような緯度の高い地域では生産性が増すでしょう。一方、南ヨーロッパの国々のような、現在すでに肥沃な地域では、食糧の成長には温度が高すぎ、乾燥し過ぎてしまうでしょう。人口の増加が激しく、相対的に農業生産性の低いアフリカは、多くの場所で、非常に不規則な雨と長期にわたる干ばつに見舞われるものと予測されます。その結果、21世紀後半までに、農業生産性は、作物の種類と場所により5〜25パーセント程度減少することになるでしょう。

二重の緑の革命

要点をくり返しますと、21世紀前半の地球規模での挑戦は、エネルギーと水と農薬をもっと有効に使って食糧を増産することと同時に、温室効果ガスの放出を減らし、気候変動にうまく対処し、自然環境と生物多様性の破壊を防ぐことです。これは、二重の緑の革命の必要性、あるいは農業の「持続可能な強化への挑戦」とか「持続可能な生産への挑戦」といわれてきました。どういうことが含まれるのでしょうか。より少ないものを使って、より多くのものを生産することはできるのでしょうか。

90億人を食べさせるために、技術的、社会政策的、および生態学的な立場から、それぞれの専門家が異なった解決策を力説しています。これらは、時に、どちらか一つを選ぶべきもののように議論されていますが、本当はそうではないのです。次の節では、アフリカに関係したいくつかの例を取り上げましょう。農業の持続可能な強化への挑戦は世界的な問題ですが、多くのサハラ砂漠以南のアフリカの国々では、現在の農業生産性は低く、一方、裕福な人の数がどんどん増えてきています。

技術

技術的な解決法を主張する人びとは、「収量の差異」について指摘します。これは、実際に生産されたものと、最高の品種や農薬や灌漑など、現存する最も適した技術を採用したときに生産されたものの、耕地1ヘクタールあたりの収量の違いのことです。収量が驚くほど増えたアジアでさえ、20パーセント以上の収量の差異が起こることが、しばしばあります。アフリカでは、生産性は過去半世紀の間にわずかに向上しましたが、収量の差異は、たぶん200～300パーセントになるでしょう。アジアでは穀物畑の39パーセントが灌漑されているのに対し、アフリカでは4パーセントしか灌漑されておらず、1ヘクタールあたりの肥料の使用量は、世界の平均が100キログラムであるのに対し、その10パーセント以下です。さらに、21

世紀のはじめに、アフリカの改良種の穀物では、まかれた種の4分の1しか育ちませんでしたが、アジアでは85パーセントが育っていました。

マラウイは、アフリカ南東部の小さな貧しい陸の孤島の国です。ここで、肥料を施すことと、改良された品種を育てることの組合わせにより収量の差異を減少させられることが、示されました。マラウイでは、トウモロコシがおもな食糧用の穀物です。小自作農たちは平均1ヘクタールの農地を持ち、その85パーセントではトウモロコシが生産されています。1980年代以降、マラウイの農民たちは、自分たちが食べるトウモロコシさえ、十分には生産できませんでした。生産性の低さと土地への負荷と悪天候が重なったためでした。20世紀の終わりに、マラウイ政府は小自作農に対し、肥料と種の補助金を支給しはじめました。21世紀最初の10年が終わるまでに、多くの最も貧しい人びとを含め、マラウイの農民の65パーセントが、肥料または種の助成の恩恵を受けていました。トウモロコシの生産量は助成前の2倍になり、輸入と援助を当てにして飢餓に苦しむのではなく、主食のトウモロコシを自給できるようになりました。子どもの死亡率が半減しましたが、これには食糧が大きな貢献をしていたといえるでしょう。政府は、助成金として予算のおおむね9パーセントを支出しましたが、高い食糧の輸入を減らすことができ、助成金1ドルあたり、輸入に支払っていた1ドル分の食糧の3倍以上の収穫を得ることができたのです。

効率の悪さと汚職が指摘されたのに加え、肥料に対する助成金政策への批判は、エネルギーを集中的に注入することと温室効果ガスが放出されることによって気候変動が激化するというような、緑の革命がつくり出す種々の問題についての議論に発展してきました。モロコシやキビやキャッサバやバナナなどの、アフリカ産穀物の遺伝的な改良のようなその他の取り組みには、気候変動の激化につながる不都合はなく、生産性を向上させる役に立つに違いありません。それはちょうど、イスラエルの南部のネゲヴ砂漠の1本1本の木が、直径数メートルの「ネガリム」とよばれる雨水や露を集める浅い窪地に植えられていて、それが雨水を取り入れる低次な技術の灌漑であるのと同様です。

ハーバードに拠点を置くケニアの政治学者のカレストス・ジュマは、時代遅れな緑の革命の技術が採用されるのではなく新しい技術が採用されるならば、アフリカは1世代のうちに自給できるようになるに違いないと主張してきました。アフリカは、バイオテクノロジー、情報技術、地理情報システム（デジタル空間情報）とナノテクノロジーなどの次世代のテクノロジーを、次々と飛び越えていくようになるだろうと彼は示唆しています。すでに、アフリカの農村の多くの人たちは、20世紀の技術である固定電話を一度も使わずに、いきなり携帯電話に飛びつきました。同じような飛躍が農業の分野でも起こるでしょう。衛星画像と全地球測位システム（GPS）を使った精密農業によって、農民は、肥料と防虫剤の必要な量と場所を正確に絞り込めるようになります。また、インターネットが、農民に助言や、天気予報、病気の広がり具合、その他のきわめて重要な情報を届けます。ナノテクノロジーは、個々の分子や原子レベルで材料を操作する技術ですが、これによって、より良い防虫剤とより効果的な食品加工法が提供されるはずです。しかし、最も論争の的になる技術はバイオテクノロジーで、これについては後で改めて取り上げましょう。

社会政策

食糧の安全性と食糧不足の問題は、権利、土地の所有、社会的不平等、および豊かな国の取引関税や助成金によって制約されることの多い国際市場への参入など、根本的に社会政策上の課題であると見ている人びとがいます。多くのアフリカの国では、女性が自給農業の重要な担い手ですが、男性と同等の権利のもとに必要な物資を手に入れることは困難です。たとえば、マラウイの「肥料と種の助成金計画」に関する分析では、女性がこれに応募することは難しいといわれています。もう一つの重要な社会政策上の課題は、土地の所有権です。もしも、最も貧しい自給農民たちが自給自足できるようになり、新しい技術の恩恵を受けられるようになるには、彼らの農地の所有権が保証されなければなりません。この点に関して、アフリカで農業の生産性を向上させる最もよい方法については、二つの立場から議論されています。自小作農が、彼ら自身が必要だと思うものを十分に満足できるだけ生産できるようになること、いい換えると最新式の自耕自給農業なのか、あるいは新進気鋭の経済学者のポール・コリアーが主張しているように、その国で最もよく育つ穀物なら何でもよいから、大量に輸出するための生産をする大きなアグリビジネスを発展させることなのかということです。ブラジルでの経験では、どちらのやり方でも生産性は向上します。これらの社会的、経済的問題は、この話の鍵となる部分であり、たんに技術の進歩の一つとしてではなく、取り組まれなければなりません。

しかし、最も貧しい国々では、新しい技術は、農民がそれらの技術を使えるだけの力を持つようになるまで、利用されることはないでしょう。ということは、新しい技術の導入は、研究の進展や技術や開発途上国での技術者の養成に対する、より豊かな国からの援助に大きく依存しているのです。たぶん、アフリカで、向上した生産性を確保する際に必要な最も大きな条件は、過去25年間に起こった農業開発援助の急激な減退を反転させることです。1983～2006年までに、貧しい国々への援助の中で、農業の発展に費やされた割合は、20・4パーセントから3・7パーセントに下がりました。同じ期間の、米国の援助に占める農業関連の割合は、25パーセントから1パーセントに減少しました。この農業関連の出資は、研究開発と基幹施設の建設の両方で必要なのです。

緑の革命は、ある意味で、自然の恵みとともに働こうというよりは、自然を征服しようとするものでした。有害虫を駆除し、痩せた土地に肥料を施し、干ばつに見舞われた耕地を灌漑し、排水や整地や収穫や輸送に大型の機械が使用されました。さらに、「外的な多くの影響」、すなわち、水の汚染、自然環境の破壊、生物多様性の喪失、土壌の侵食、そして気候変動の促進を無視してきました。

その結果出てきた一つの重要な議論の方向性は、将来の食糧生産では、自然をより効率よく活かし、外的な影響を最小限に抑えるというものです。実際にはどういう意味なのでしょう。1ヘクタールあたりの生産性を低下させることはできません。もしも、耕作地の1ヘクタールあたりの収量が減れば、より広い自然環境が食糧生産に向けられてしまうからです。そうすると、生物多様性に悪影響を与えますし、木が切り倒されたときや草原が掘り返されたときに、土壌中に蓄えられていた二酸化炭素が、大気中に放出されることになります。実際、1ヘクタールあたりの生産性は上げなければなりません。両方の目的を同時に果たす持続可能な強化策はいくつもあります。これらには、少量の農薬を必要な場所に使用し、自然の捕食者と寄生生物の上手な組合わせを使って害虫を制御する「総合害虫駆除」や、前にネガリムの例で紹介したような洗練された灌漑システム、さらに異なった穀物をパッチワーク状に植えることによって、それぞれの植物中で繁殖する害虫が広がることを防ぎ、生物の多様性を推し進めることなどがあります。精密農業とバイオテクノロジーも、農薬の使用量と環境に対する負荷を軽減させることができるでしょう。

有機農業は、より「自然」な方法で食糧を生産することを目指しているので、生態学的な取組みと矛盾しないことは明らかです。しかしながら、有機農業の1ヘクタールあたりの収量は、ほかに比べて低く（一般的には集約的農業の約60パーセント）、90億人を養うのに適した方法だというわけにはいきません。有機農業は1ヘクタールあたりの生産性が低いので、より多くの耕地を使わなければなりません。そのために未耕作地を掘り起こすことが、大量の炭素を大気中に放出し、気候変動を助長することになるのはとても重要な問題です。有機農業は、生物多様性にとって必然的によりよいともいえないのです。有機農業は、一定区画あたりの生物多様性が高いことは明らかですが、これは、集約性が低いことによる結果なのか、あるいは有機農業に対する何か特別なことがあるのか、まだ確かなことはいえません。少し違った見方をすると、有機農業は、生物多様性にとっては一段と悪いのかもしれません。有機農業は、より多くの土地を使うことによって、生物多様性を保った食糧生産をしようとします。一方、耕作地のある部分を集約的に耕作し、ほかの部分の自然を残す取組み（土地の節約戦略）は、全体としてみると、よりよい方法なのかもしれません。たとえば、ＵＫの有機農場と伝統的な集約的農場のチョウの生息数の分析では、1ヘクタールあたりのチョウの密度は有機農場のほうが高いのですが、食糧生産高あたりのチョウの発生量を基準にすると、集約的な農場のほうがよく、残りの土地の一部が、野生生物のために自然のまま残されていることがしばしばあります。

バイオテクノロジー

遺伝子組換え（GM）食品については、しばしば意見が分かれます。ある人びとは、GMは、現代的なより洗練された穀物と家畜のGM操作の延長で、1万年も前からはじまったもので、持続可能な発展に寄与する鍵となる要素だといいます。一方、ほかの人びとは、GMは呪われたもの、人と自然に対して危険で、不自然で不要だといいます。

穀物のGMでは、害虫の攻撃に対する抵抗性や、農薬に対する耐性、または、栄養価を上げるような好ましい性質を持った作物の新しい品種をつくり出す目的で、ほかの生物由来の遺伝子を作物に導入します。「外来遺伝子」の導入には、どちらも1980年代に開発された二つの方法が使われています。イネやコムギやトウモロコシなどの穀物の場合、遺伝子は金またはタングステンの微小な粒子の周りにコーティングされ、特製の空気銃（エアガン）で宿主（植物）のDNA中に文字どおり打ち込まれます。ジャガイモやトマトやテンサイのような植物の場合は、遺伝子はトロイアの木馬のように働く細菌を使って導入されます。アグロバクテリウム・トゥメファシエンスという細菌は、もともとは双子葉植物に寄生し、この細菌のもつプラスミドという特別なDNAの一部に目的の遺伝子をつなぎ、宿主植物中に組込みます。このプラスミドは、宿主植物のDNAに組込まれ、植物に突出部（クラウンゴールという腫瘍組織）をつくらせますが、もしも、プラスミドに繋いだ遺伝子の性質が植物中で発揮されれば、アグロバクテリウムはこの新しい遺伝子を宿主中に導入し、「巧みにごまかす」ことができたことになります。これらの方法のどちらの場合にも、当たり外れがあるので、新しい遺伝子を宿主に導入して希望する結果を得る試みは、わずかな確率でしか成功しません。

ＧＭの食用作物と、ワタやタバコのような食用以外の作物は、世界中で大規模に栽培され、しかも急速に栽培面積が拡大しています。食用作物とワタへのＧＭの採用は、１９９６年には１７０万ヘクタールでしたが、２０１２年には１７００万ヘクタールになりました。２０１２年には、28か国で１７００万人以上の農業者によってＧＭ作物が栽培されており、そのうちの90パーセント以上は開発途上国の貧しい小自作農でした。重要な食用作物の一つはダイズで、動物のタンパク質源として栽培されています。２０１２年に、アルゼンチンでは１００パーセント、ブラジルでは88パーセント、米国では92パーセントのダイズがＧＭでした。ＥＵは、動物の飼料として大量のダイズを輸入していますが、そのうちの約85パーセントはＧＭまたは

GM由来の原料です。ダイズとワタに加えて、世界的に栽培されている主要なGM作物はトウモロコシと油脂用植物（キャノーラ）です。これらのGM作物は、次のような性質のどちらかまたは両方を獲得しています。一つは害虫に対する抵抗性で、これにより農業者は農薬の散布から身を守ることができるようになります。もう一つは強力な除草剤のグリフォサートに対する耐性で、それによって、農業者は、作物と競合して育ち作物の収量を減らす雑草を駆除することができるのです。パパイヤ、コショウ、スクワッシュのようなその他のGM作物は、ウイルスの攻撃に対して抵抗性があります。さらに多くのGM作物が開発途上で、その中には「ゴールデンライス」のような、栄養価を高めた食べ物もあります。ゴールデンライスにはビタミンAの前駆体が含まれており、1年間に約50万人の開発途上国の子どもを、ビタミンAの不足による失明から救うことができるでしょう（第4章参照）。干ばつや塩害に抵抗性を持つ作物や、水不足地帯で生育できる作物、および肥料の量を減らすか使わずに済むような大気中の窒素を固定できる穀物の開発は、まだ少し先のことになります。

このような利点があるにもかかわらず、GM食品が誰からも熱狂的に歓迎されるとは限らないのはなぜでしょうか。答えは単純ではありません。多くの環境NGO（非政府組織）などの反対者のグループには、それぞれのグループごとに異なった理由がありますが、要約すると、おもな心配事は四つにまとめられます。それらは、GMは環境に対して危険かもしれないし、人の健康に害を及ぼすかもしれず（このことについては第4章で検討しました）、GMを開発し、その知的所有権を持つ大企業が巨大な力を手に入れ、それは「神を演じる」ことと同等のことであり、道徳的に悪であるとみなされるというものです。

批評家の中には、GMの利点が、バイオテクノロジー関連企業によって誇張され過ぎたと考える人もいます。第1世代のGM作物は、おもに農業者に利益があるように設計され、GM作物が本当により高い収量で、またはより少ない農薬で栽培できるかどうかについては、かなり意見の相違がありました。168件の査読つきのGM作物と従来法の作物の比較調査によれば、開発途上国でGMを採用した農業者の作物の収量は29パーセント増加したのに対し、先進国では、平均6パーセントしか増加しませんでした。結果にはそれぞれ大きな違いがありますが、168件中124件では、GMが従来法の作物をしのぎ、わずか13件が従来法より劣っていました。調査結果は、害虫抵抗性GM作物に対する殺虫剤の使用量が14～76パーセント減少し、除草剤耐性作物にとっては、土壌の腐食を引き起こす耕作地が25～58パーセント減少したとまとめられています。世界中の農業者の4分の3近くに対して、経済的な利益があったと結論づけられました。

環境に対する危険性の一つは、除草剤耐性または害虫抵抗性の遺伝子が、雑草に入り込み、除草剤にも害虫にも強いスーパー雑草が出現するのではないかということです。二つ目の懸念は、GMは、ただたんに耕作地を拡大する多くの方策の一つに過ぎず、残せる自然が減ってしまうのではないかということです。さらに心配なことは、米国のある地域で報告されたように、昆虫が、GM作物に組込まれた殺虫剤に対する抵抗性を獲得し、雑草が、除草剤耐性穀物に用いられた除草剤に対して抵抗性を獲得するようになることです。これは、GMだから特別なわけではなく、農薬というものに対する一般的な心配事です。ある種の害虫、たとえばインドでは、ワタの実を食べるガの幼虫のピンクボールワームは、組込まれた殺虫剤に対して抵抗性を獲得し、ほかの場所では、GM作物を栽培している農業者が、広い範囲の害虫に有効な殺虫剤を少しだけ散布したところ、第二の害虫が大発生したということがありました。とはいえ、抵抗性の進化に対応する方法はあります。たとえば害虫抵抗性のない作物を「隔離」したり、複数の除草剤に耐性を持つ作物を開発するというような方法です。そして、これらのGMへの懸念に対して、殺虫剤の使用量が減り、土壌への損傷が減ったことによって浮上してきた、将来的な環境への利益が見直されています。

米国では、加工食品の75パーセントが、おもにトウモロコシ、ダイズ、またはセイヨウアブラナ由来のGM成分を含んでいますが、ヨーロッパでは、消費者がGM食品に反対し、GM成分を含んだ食品はラベルに表示しない限り店頭に並ぶことはなくなりました。熟しても柔らかくならないように改変されたGMトマトでつくったトマトペーストが、1997年にGM食品として最初に登場したとき、この製品はとてもよく売れました。ところが、ほんの1年か2年のうちに、主として圧力団体と、ある領域の新聞やテレビなどのメディアによるキャンペーンの結果、スーパーマーケットが取り扱う商品はすべて「GMフリー（遺伝子組換えではない）」だ、といいはじめました。間もなく、欧州委員会（EC）によって、GM成分そのものだけでなく、GM植物由来のダイズのレシチンやコーンシロップのような成分までにも表示が求められる、という法案が提出されました。ヨーロッパの消費者のGM拒否は、ヨーロッパを世界の時流からはずれた者として置き去りにし、その影響が連鎖的にアフリカにも及んでいます。2002年にザンビアが大干ばつに襲われ、国民が飢えに苦しんだとき、大統領は、食糧援助のGMトウモロコシの受け入れを拒否して、いったのです――「私の国民が空腹だからというだけの理由で、彼らの健康にとって本質的に危険な食べ物を与えることを、正当化することはできません。」

私たちは、GM食品について、どのような結論を出したらよいのでしょうか。2050年までに、90億人の人びとの食糧を賄う挑戦には、私たちが生み出すことのできるすべての技術的、社会学的、および生態学的な知識を総動員することが必要です。GMは魔法の弾丸ではありませんが、すでに果たすべき役割を持っており、その重要性は、新しい遺伝子変換の流れとして増大するでしょう。同時に、私たちは、一つ一つの事例ごとに、その利点だけでなく、リスクについても注意深く評価する必要があります（第3章の「有機食品と遺伝子組換え食品」を参照）。

魚

地球の表面の71パーセントは、海で覆われています。将来、世界中の人びとの食を支えるために、海洋漁業は大きな貢献ができるのではないでしょうか。魚は、世界のタンパク質需要のたった7パーセント程度しか供給していませんが、すでに多くの魚資源が採り過ぎになっています。カナダの水産生物学者ダニエル・ポーリーの試算によれば、資源の約3分の1は猛烈な採り過ぎによって急激な減少を来しており、ほかの3分の1もこれに近い状態だということです。したがって、単純に、もっとたくさんの魚を捕れば食いつないでいける、とはいえないのです。それでは、魚の養殖はどうでしょうか。水産養殖は、おもにアジアで、世界の海産物と魚の生産量の半分近くを占めており、明らかな増加の可能性を秘めています。しかし、集約的農業と同様に、明らかな課題もあります。それは、魚による汚水や農薬の汚染による環境破壊と、養魚場をつくることによる生息環境の破壊などです。サケやスズキのような多くの養殖魚は捕食者で、魚粉で育てられています。このことは、1キログラムの養殖魚を生産するために、数キログラムの小魚が必要だということです。要するに、水産養殖は農業が直面しているのと同様な、持続可能性に対する課題を乗り越えなければなりません。

浪費：廃棄物

私たちは、たくさんの食べ物を捨てており、廃棄物の量を減らすことは、90億人が食べていくうえで大きな貢献をすることになります。食糧の30〜40パーセントが開発途上国でも先進国でも廃棄されていますが、その理由は両者で大きく異なっています。開発途上国では、主として農場や輸送および保管中に、食品の損傷が起こります。米のような穀物が、害虫に食べられたり腐ったりしますし、生鮮食品は、農家にも小売業者にも冷蔵施設がないために食べられなくなってしまいます。先進国では、廃棄物の半分以上は家庭とレストランと商店で、いろいろな理由が混じりあって発生しています。スーパーマーケットは、買い物客に「1個買うと1個無料」(buy one, get one free から"bogoffs"という) とか、大量購入による値引きなどで必要以上の物を買わせようとし、ファーストフードのお店は、食べきれないほど大きなサイズの商品を提供し、消費者は、しばしば農産物の外観にこだわって、見栄えのよくない物は捨ててしまいます。また、消費者の保護に役立つとはいえ、「消費期限」が守られることにより、まったく問題なく食べられる物が廃棄されています。技術と社会的生産基盤の充実は、開発途上国ではとくに廃棄物の減量に大きな役割を果たしますが、先進国でも、ナノテクノロジーを使った新しい包装が貯蔵寿命を延ばすというようなかたちで、廃棄物の減量が実現しています。教育と、たぶん、法律が、豊かな消費者の買い過ぎを抑える助けになるでしょう。10年以上先に、もし、食糧の価格がずっと高くなったら――それはありそうな話ですが――豊かな国の人びとは、必要に迫られて、食品廃棄物にもっと注意を払うようになるでしょう。

バイオ燃料と土地と水の奪い合い

化石燃料が見つかる前、人びとは木材、泥炭、麦わら、そのほかの生物由来の廃棄物（バイオマス）を燃やしていました。21世紀のはじめには、世界中の陸上の正味の一次生産（植物の生長）の3パーセントが、伝統的なバイオマス燃料（バイオ燃料）として使われていると見積もられました。しかし、最近、新しい方向性が現れ、サトウキビやトウモロコシからエタノールを得て、穀物から植物油を取るというように、農地が液体バイオ燃料の生産地に転換されはじめています。すでに、２０１１年までに、世界のサトウキビの20パーセントと植物油の９パーセント、および、コムギ、オオムギ、モロコシのような粒の大きい穀物が、液体バイオ燃料にされていました。

バイオ燃料推進の動きは、化石燃料の供給に対する不安と、バイオ燃料は温室効果ガスの排出量が少ないので気候変動を抑える助けになる、という間違った理解によって進められました。ちょっと見たところ、作物から燃料をつくることで、炭素の放出が明らかに減少すると思えるかもしれません。燃料を燃やして放出された炭素は、次の世代の植物にふたたび捕集されますから。しかし、話はそれほど単純ではありません。第一に、どの炭素節減の計算の場合も、バイオ燃料用の作物によって空気中から吸収される余分な炭素だけが、数値として取り上げられています。もし、何かほかの植物がすでに地面に育っていたら、新たな炭素節減は加算されません。第二には、生長中または燃料にするための加工中の植物は、しばしば大量のエネルギーを消費します。種々のバイオ燃料用作物の生活環全体を通した炭素節減には、作物ごとに大きな幅があると見積もられます。たとえば、サトウキビからエタノールをつくると化石燃料に比べて50パーセント以上節減できる一方、トウモロコシからつくる場合は、ほとんど節減できません。しかし、炭素節減の総平均は、いくつかの作物の値をまとめて示されます。第三のポイントは、この章のはじめに指摘したように、農地でない土地が耕作地に変えられたときには、有機物として土壌に蓄えられていた大量の炭素が、土を耕すことによって空気に触れるので、大気中に放出され、二酸化炭素になります。どれだけの炭素が貯蔵されていたかによりますが、放出される炭素の影響は、炭素節減の数年あるいは数十年分に匹敵するかもしれません。全体としてみると、土壌中の炭素の量は、大気中と世界中の草木のすべての炭素を合わせた量よりも多いのです。

バイオ燃料に関するもう一つの問題は、それが土地と水をめぐって食糧生産と競合することです。これは、薪にするために育てられたヤナギや、燃やすためのバイオマスとして育てられたイネ科のススキのような作物にも当てはまります。21世紀はじめに起こった食糧価格高騰の一部は、この食糧と燃料用バイオマスの競合によるものです。土地をめぐる競合は、どれほどに重大な問題なのでしょうか。世界的な土地利用のデータは、いつでも信頼がおけるとは限りません。なぜならば、土地利用の格付けは複雑で、開発途上国の「未使用」地のように見える土地が、痩せてはいるが放牧地として使われているといったことが、しばしばあります。大雑把に見積もって、地球上の1300億ヘクタールの陸地の約12パーセントが耕作されており、放牧地を加えると、農業に使われている土地は陸地の約38パーセントになります。残りの多くは農業には不適切な土地（山や砂漠など）か、保護区か、建物が建っています。いわゆる「辺境の地または何もない土地」というのは、わずかに陸地の約3パーセントに過ぎません。しかし、この土地が原住民によって放牧に使われていたとしても、一般的には、土地が痩せていたり乾燥しているので、作物を育てるためには使われていません。要するに、もしもバイオ燃料用の作物を育てるとすると、栽培者は生産性の最も高い農業用地を使いたいと望み、バイオ燃料の生産が食糧生産と競合することは、ほぼ避けられないこととといえます。これが、炭素節減がしばしば錯覚だという事実と合わせて、バイオ燃料用の作物の栽培を拡大することの是非について、専門家たちが議論してきた理由です。

日常の飲食物の重要性

「10パーセントルール」という生態学的な法則があります。自然界では、一つの栄養段階のエネルギーの約10パーセントが、次の段階のバイオマス（生物体量）に移行するというものです。言い換えると、草食動物によって食べられた植物の10パーセントは草食動物の体になり、肉食動物によって食べられた草食動物のおよそ10パーセントは肉食動物の体になり、それが続くのです。したがって、人は、肉を食べることをやめて植物を中心にした食事に切り替えるべきで、もしもみんなが菜食主義者だったなら、同じ面積の土地から供給される食糧でもっと多くの人を養えるに違いないという説は、わかりやすい話かもしれません。農業が、地球温暖化に与えている最大の直接的な影響は、ヒツジやウシのような反芻家畜のお尻から出てくるメタンだということをこれに加えるなら、肉の量を減らすかまったく食べないことは、たぶん、環境に対する負荷を減らし、増加し続ける人口を養うために必要な土地の面積を減らすという、二重の利益を生むことになるでしょう。いずれにしても、第4章で見てきたように、赤身の肉と動物性の脂肪を摂り過ぎることは、私たちの健康に悪いと言って差し支えありません。

しかし、肉の問題は単純ではありません。エネルギー変換効率は、肉の種類と飼育方法によって大きく異なり、最も効率がよいのはケージ飼いのニワトリです。穀類1キログラムで1キログラムのニワトリを育てることができますが、ブタの場合は1キログラムあたり4キログラムの餌が必要で、ウシの場合は前に述べたように8キログラムの餌が必要です。菜食主義者の食事を賄うのに必要な土地の広さも、大きく異なります。世界自然保護基金（WWF）によるある分析では、肉や牛乳から、豆腐や植物性タンパク質の食肉代替食品であるクオーンのような、手をかけて大切につくられた菜食主義者用の製品に切り替えると、必要な耕作に適した土地の面積は明らかに増加します。食糧やそのほかの製品のカーボンフットプリント（炭素の足跡）は、通常、「二酸化炭素換算値」として測定されます。これは、特定の食糧が生産される過程で生じた種々の温室効果ガスが、どれくらい地球温暖化に影響を与えるかを標準単位に換算したものです。肉と有機肥料や栄養液を与えて育てた動植物を原料にした食品のフットプリントは、どちらも非常に広い範囲にわたっています。UKの気候変動委員会は、羊肉の「コスト」は1キログラムあたり15キログラム近くのCO_2換算値に相当し、牛肉はそれより少し少なく、豚肉やハム、ソーセージは約4キログラム、鶏肉は3キログラム、鶏卵は2キログラムで牛乳は1キログラムと見積もりました。一方、野菜は一般的にカーボンフットプリントが低く、たとえばジャガイモは0・2キログラム、UKの秋に温室で育てられるトマトは鶏肉と豚肉の間です。食品の1キログラムまたはカロリー数に基づいた比較は、不完全です。それは、タンパク質や微量栄養素などの栄養学的な組成が無視されているからです。ＵＫの気象変動委員会は、食事に含まれるタンパク質量を同じに保ちながら、赤身の牛肉の代わりに鶏肉を食べたなら、ＵＫの農地から排出される温室効果ガスは5分の1近くまで節減できるだろうと見積もっています。

集約度の低い農業のカーボンフットプリントは小さいと、直感的には考えられますが、家畜の生産に関してはそうではありません。一般的に、動物は食肉用に屠殺される段階までの期間を、できるだけ短くしようとするので、その間に温室効果ガスを生じる機会は多くはありません。農場から出荷するまでの農業生産が、食物のカーボンフットプリントの半分以下しか占めていないことも、思い起こす価値があります。カーボンフットプリントの残りの半分は、輸送や保管、加工などから生じます。

もしも、人びとが肉を食べることをやめたならば、地球温暖化に対して考えるべき重要なことは、余った土地をどうするかということでしょう。牧草地は、穀物などの作物の生育に適さない場合が多く、とにかく、その土地が耕されれば、大量の炭素が大気中に放出され、地球温暖化が進みます。

このような種々の条件と複雑な状況にもかかわらず、肉、とくに赤身の牛肉の消費を減らすことによって、２０５０年の世界の人びとが、食糧にありつける機会が増えることは疑う余地もなく、また、地球上で肉の消費を減らすことの影響力も減るに違いありません。問題は、多くの国が豊かになり、人びとの食生活は、菜食主義から肉を主とした食事に切り替わる傾向にあるので、逆方向への転換を成就させることが、本当の挑戦になるのです。

私は、孫やひ孫たちが、環境をこれ以上傷つけずに、十分食べることができるかどうか、心配しなければならないのでしょうか。それは容易なことではありませんが、しなければならないことです。持続可能な食糧生産の強化をするための技術的な答えは、すでに存在するか開発される可能性があります。より大きな挑戦は、賢く、思慮分別のある方法で技術を使うことへの政治的な意思と、一人ひとりが食糧の廃棄物を減らし、肉の消費を減らすための責任のある姿勢をもつことです。私たちが望みさえすれば、それを達成できるでしょう。

(訳注1) ゲイツ財団(Bill & Melinda Gates foundation):2000年創設、世界最大の慈善基金団体。

(訳注2) 糞化石。ペルーの太平洋沿岸産で海鳥の糞が多年にわたって堆積硬化したもの。肥料として使います。

訳者あとがき

毎日美味しく食事ができる。それは心身ともに健康で、幸せなことの証といえます。しかし、地球上でそういう幸せを享受できている人は、一体どれだけいるのでしょうか。1日に1食でもまともな食事ができれば、と望んでいる人びとのことを、私たちは、ともすると忘れてしまいがちです。その一方で、必要以上のカロリーをとり過ぎて、いろいろな病気を抱えてしまったり、いくら繰り返しても効果の上がらないダイエットに悩んでいる人も少なくありません。

地球上のすべての生物は、何らかのかたちでエネルギーを体内に蓄え、それを利用して生命の営みを続けていますが、動物の場合、それは、取りも直さず他の生物の命を頂くことに外なりません。中でも人類は、その祖先が出現した初めの頃から、食べる物の種類や形は大きく変わりましたが、食物連鎖の頂点で他の生物の命を頂き続けてきたのです。

極限環境微生物、中でも好熱菌を対象として、分子生物学と脂質生化学の観点から、宇宙における生命の起源と進化そして文明の行く末を探って長年研究を続けてきた訳者らは、ジョン・クレブス博士の著書『Food』の翻訳のお話があった時に、日頃から考えていた生命の起源から、いま、ここにいる私たちの命について、食を通して考えるよい機会を頂いたと思いました。

原書には、随所に、はっと気付かされる事柄がちりばめられていました。また、歴史や経済についても、幅広く、科学的な基盤に立った歯切れの良い解説が、心地よく読み進めさせてくれました。一方、英国では当たり前の話でも、日本人には馴染みのないこともしばしば登場します。児童書だとばかり思っていたガリバー旅行記が、風刺の効いた大人向けの小説だったことに気付いたことも新しい発見でした。

本書は次の五つの章で構成されています。「第1章　食いしん坊の裸のサル」では、人類の進化を基礎にした食の歴史が、「第2章　好き、好き、だ〜い好き！」では、味覚の成り立ちから、食文化を、「第3章　何が悪かったんだろう？」では、食に潜む種々の危険について、「第4章　あなた＝あなたが食べた物」では、近代に始まる栄養学の歴史と現代社会がかかえる問題が取り上げられています。遺伝子の変化によらずに世代を越えて受け継がれる細胞の機能の変化が、食環境に大きく左右されることの発見と、世界的な肥満症の急増はどちらも重要な問題です。生まれてきた命は、その生涯を全うすると二酸化炭素と水と無機物になって、それらの物質は、ふたたび、別の生命体に利用され、いずれ人の食べ物となりその人を作り上げることを、訳者は折にふれて周りの人たちに話してきました。まさに、私たちは、私たち自身が食べた物によってできており、それ以外の何者でもないのです。「第5章　90億人の「食」」は、これこそ著者が多くの人に知って欲しい現状と、一緒に考えて欲しいと願っていることです。世界の人口が2050年に90億人になることは、まず間違いないことだとすると、その時に90億人が食べていけるようにするには、どうすればよいのでしょうか。第5章に関して、訳者の1人伊藤佑子には、1995年から故渡邉格慶応義塾大学名誉教授がはじめられた「人類100億人時代を目前にして　3分間スピーチの〈つどい〉」の活動に参加したことが、思い出されます。「2050年頃に到来すると推定されている「人類100億人時代」に立ち会うはずの若い人たちを意識し、その人たちに、世界は遠からず100億人時代に入るのだということをしっかりと心に留めて頂きたい」という願いを込めて、幅広く、当時は発言の機会の少なかった女性や若い方々に率直な意見を語ってもらおう、という企画でした。そこで語られたことの多くが、本書で取り上げられている食糧増産と生態系の維持・保全の問題とバイオテクノロジーなどの先端技術の功罪でした。私たちの社会は、生物にとって不可欠な水を工業化の過程で有害な重金属や化学物質で汚染してきました。いまはまた、放射能による汚染が問題です。水の汚染は、植物や動物に大きな影響を与え、人は食べ物を通しても影響を受けます。20

年前に、まだ50年先のことと楽観していた訳ではありませんが、現在も同じことが問題になっていることを考えると、90億人の「食」の問題は、今こそ、真剣に、大至急取り組まなければいけないことだと思います。

本書が、日本の若い方々に２０５０年の「食」を考えるきっかけを提供することができれば、翻訳者としてこれに勝る喜びはありません。最後になりましたが、翻訳に際し、参考資料の確認など多大なご助力をいただき、完成まで叱咤激励して下さいました丸善出版株式会社企画・編集部の河合桂さんに、心からお礼申し上げます。世界中の人びとが、健康な「食」を享受できる日を願いながら。

訳者を代表して　伊藤　佑子

２０１５年５月

用語集

C_4植物　光合成で二酸化炭素を4炭素化合物のオキザロ酢酸に固定する。生育が最も早い農業用植物12種のうちの11種がC_4植物。陸地における光合成の約20パーセントがC_4植物によると推定されている。

DNAシーケンス　DNAは、糖とリン酸が交互に連なった二本の鎖の内側に、A、T、G、Cと略記される4種類の塩基がそれぞれ配列しているが、必ずAとT、GとCの間で向かい合って結合しており、らせん状に連なった構造をしている。塩基の並び順（塩基配列）は、生物種ごとに決まっていて、さらに、同じ種でも個体ごとにわずかに違う部分がある。この塩基配列をDNAシーケンスという。

アウストラロピテクス・アファレンシス　猿人。3属8種のうちの1種。700万年前から二足歩行していたと見られるが、行動範囲は狭く、分布はアフリカに限られていた。

アスパルテーム　L-フェニルアラニンのメチルエステルとL-アスパラギン酸の2種類のアミノ酸が結合した人工甘味料。ショ糖の100～200倍の甘味を持ち、おもにローカロリーまたはノンカロリーの飲料や食品に添加されている。

アトピー性アレルギー　アトピー（atopy）は、ギリシャ語で「奇妙な」という意味のatopiaに由来し、アレルギーが原因とされながら初期には抗体が見つからなかったぜんそく、鼻炎、皮膚炎などに対して使われた。その後、免疫グロブリンE（IgE）が、これらの症状の原因であることがわかり、血清中のIgE値が高く、これらのアレルギー疾患を起こしている場合にアトピー性皮膚炎などという。

アニス　セリ科の1年草。ギリシア、エジプトなど地中海東部が原産地。種のように見える果実（アニス果）は甘い香りで、香辛料として菓子類、パン、リキュールや魚介類、鶏などの料理のほか、口臭をよくし、消化剤や鎮痛剤などとしても用いられる。

閾値　ある反応を起こさせるのに必要な最小の刺激量、または生体の感覚に興奮を生じさせるために必要な刺激の最小値。

遺伝子組換え　(genetic modification：GM)

ウイルス　よく知られているウイルスのほとんどは病気の原因になっているので、病原性細菌と混同されることがよくあるが、細菌とはまったく異なる。宿主細胞の代謝系を利用して増えるので、細菌に有効な抗生物質が効かない。

牛海綿状脳症　(bovine spongiform encephalopathy：BSE)

英国土壌協会　(Soil Association)

エピジェネティクス　遺伝子の掛け合わせやDNAの突然変異ではなく、染色体を構成するDNAとヒストンタンパク質に起こる分子レベルの小さな変化が、異なった機能を持つ細胞や器官を生み出し、個体間の差を生み出して、維持されている。エピジェネティクスは、もともと、1942年に「遺伝子が表現型をつくるために周辺環境とどのように相互作用するか」を表す用語として、コンラッド・H・ウォディントンによってつくられた。その後、DNA→RNA→タンパク質というセントラルドグマでは説明できない、DNAの塩基配列の変化を伴わない遺伝子制御の機構を対象とした研究分野として発展し、種々の生物のゲノム解析（全DNAの塩基配列）が進んだ2000年以降、前記の分子機構をはじめ、細胞機能に影響する現象など広範囲にわたる現象を扱う新しい分野として注目されている。

欧州委員会（European Commission：EC）

欧州食品安全機関（European Food Safety Authority）

欧州連合（European Union：EU）

オメガ-3脂肪酸　炭素鎖のメチル末端（ω位という）から数えて3番目の炭素-炭素結合に、はじめて二重結合が現れる脂肪酸。人に必須なオメガ-3脂肪酸はアルファ-リノレン酸である。

カーボンフットプリント　原材料の調達から製造、輸送、消費後の廃棄までの全過程で、その商品やサービスが、電力や燃料の消費などを通して排出する温室効果ガスの量を積算し、CO_2量（重量）に換算して表示される。

壊血病　ビタミンCの欠乏によって、出血性の障害が皮膚や歯肉など体内のいろいろな器官で起こり、貧血や衰弱などの症状が現れる病気。

脚気　ビタミンB_1の欠乏症の一つ。心不全によって下肢がむくみ、末梢神経障害によって下肢のしびれが起きることから脚気とよばれるようになった。

カルダモン　インド、スリランカ、マレー半島を原産地とするショウガ科の多年草。最も古いスパイスの一つで、紀元前2世紀頃にはインドからヨーロッパに輸出されていた。「スパイスの女王」とよばれ、ユーカリ油、樟脳とレモン油の香りが混じったような爽やかで上品な香りがある。種子の乾燥品は、香辛料としてカレー料理に欠かせないほか、肉料理の臭い消しやパンやケーキの香りづけに用いられる。

ガルム　古代ギリシアで発祥し、古代ローマで最もよく用いられていた発酵調味料で、魚醤の一つ。

がんと栄養に関するヨーロッパの将来調査（European Prospective Investigation into Cancer and Nutrition：EPIC）

キノア　ヒユ科アカザ亜科アカザ属の1年草。南米アンデス山脈の高地で数千年前（インカ帝国時代）から食用に栽培されている穀物で、種子がスープや粥に、また粉にしてパンやケーキに用いられる。ペルーとボリビア周辺だけで生産されている。

クミン　エジプトなどを原産とするセリ科の1年草。種子のクミン・シードに強い芳香とほろ苦さと辛みがあり、香辛料としてチーズ、ソーセージ、スープ、カレー、などに用いられる。

グルコシノレート　グルコースの酸素の一つが硫黄に代わったチオグルコース、スルホン酸化したオキシムといろいろな長さの側鎖が繋がった有機化合物（配糖体）で、１２０種類以上知られており、植物体の柔組織に含まれている。アブラナ科の植物に含まれる。

グルタミン酸ナトリウム（monosodium glutamate：ＭＳＧ）L-グルタミン酸（L-glutamic acid）はタンパク質を構成するアミノ酸の一つ。コンブ、チーズ、緑茶などに大量に含まれている。酸性物質のL-グルタミン酸のナトリウム塩（ＭＳＧ）が、食品添加物（うま味調味料）として使われている。

グルタミン酸ナトリウム症候群（monosodium glutamate symptom complex：ＭＳＧＳＣ）⇩中華料理店症候群

くる病　ビタミンＤの欠乏や合成障害、ビタミンＤ受容体の異常、リンの不足、腎尿細管障害などによって、骨の発育期の小児で骨にカルシウムが沈着せず、軟らかい骨様組織が増えている状態をいう。骨の成長障害と骨格や軟骨部の変形を伴うことが多い。

グレートブリテンおよび北アイルランド連合王国（United Kingdom of Great Britain and Northern Ireland：ＵＫ）

酵母　本来は、果汁などの糖を含む液体が自然に発酵して、アルコールと二酸化炭素を生じるときに液面にできた膜または沈殿物につけられたよび名で、カビや細菌などいろいろな微生物を含んでいたが、現在は、比較的単細胞世代の長い真核生物の総称。

国際連合食糧農業機関（Food and Agriculture Organization：ＦＡＯ） 栄養水準の向上、農林水産業の生産性の改善および農村住民の生活の改善を通じて、世界経済の発展に貢献するとともに、人類の飢餓からの解放に取り組んでいる国際連合の専門機関の一つ。１９４５年、イタリアのローマを本部に設立され、約３５００人の職員が１３０か国以上の国や地域で活動している（http://www.unic.or.jp/info/un_agencies_japan/fao/）。

コリアンダー 地中海沿岸を原産地とするセリ科の植物。匂いが強く、タイでは「パクチー」、台湾ではシャンツァ（香菜）とよばれ、葉は東南アジア料理に欠かせない。果実は香辛料として使われ、カレー粉の主成分の一つ。

コレステロール 細胞膜の成分として、また、筋肉をつくるホルモンやビタミンＤの合成に欠かせない有機化合物の脂質の一つ。体内にあるコレステロールの約70パーセントは体内で合成されており、健康な人では食事に含まれるコレステロールの量に関係なく、血中コレステロールの濃度は一定に保たれている。

ザワークラウト ドイツのキャベツの漬け物。塩と香辛料を加えて漬け込み、空気中の乳酸菌による発酵で酸味を出す発酵食品。

自然選択（淘汰）説 １８５９年にチャールズ・ダーウィンとアルフレッド・ウォレスによって体系化された、進化を説明する根幹的な理論。厳しい自然環境が、生物に無目的に起きる突然変異を選別し、進化に方向性を与えるという説で、実際に観察された現象から導き出された。日本では、時間の流れにより自然に淘汰されていくという意味の自然淘汰がよく使われる。

種の起源 １８５９年に出版されたチャールズ・ダーウィンの著書。正式名称は、“On the Origin

of Species by Means of Natural Selection, or the Preservation of Favoured Races in the Struggle for Life"。本書でダーウィンは、進化は、共通の祖先から系統が枝分かれして多様な生物を生む歴史であるという考えを示し、さまざまな証拠に基づき進化が事実であることを論証した。

食事摂取基準（Dietary Reference Values：ＤＲＶｓ）

新型(変異型)クロイツフェルト・ヤコブ病（variant Creutzfeldt-Jakob disease：ｖＣＪＤ）

真菌　動物や植物と同様に、遺伝物質のＤＮＡが核膜に包まれた細胞を持つ真核微生物。

神経伝達物質　神経細胞（神経単位、「ニューロン」ともよばれる）のニューロンとニューロンの間（シナプス）で、信号（刺激）をやり取りするために必要な低分子の化学物質。シナプス前のニューロンでつくられシナプスで放出されて、シナプス後のニューロンで受け取られ、最終的に標的の細胞が興奮または抑制の応答反応を起こすように仕向ける。アセチルコリン、アドレナリン、ドーパミン、セロトニンなど。

ストレプトコッカス　レンサ球菌属のグラム陽性球菌（細菌）の総称。糖を発酵分解し乳酸を産生する。増殖の際、一つ一つの球菌が規則的に連なって直鎖状に配列する。

世界自然保護基金（World Wide Fund for Nature：ＷＷＦ）

世界保健機関（World Health Organization：ＷＨＯ）

セラーノハム　スペインでつくられる生ハム。塩漬けにした豚肉を、長期間気温の低い乾いた場所に吊るし、乾燥させてつくる。「セラーノ」とは「山の」という意味。

全地球測位システム（global positioning system：ＧＰＳ）

ターメリック　インド原産のショウガ科ウコン属の多年草の根茎の乾燥品。粉末にして用いる。紀元前からインドで栽培され、伝統医学のアーユルヴェーダやインド料理に使われてきた。黄色色素クルクミンを含み、カレー粉の主成分や着色料、染料としても用いられる。

ダイズレシチン　ダイズに含まれる植物性のレシチンは、必須不飽和脂肪酸のリノール酸や、体内で合成され熱に強く酸化されにくいオレイン酸という不飽和脂肪酸を多く含むリン脂質。神経機能や脳の機能の向上に有効なホスファチジルコリンの含量は卵黄レシチンの半分程度で、脳の神経細胞で働くよりは、血流や肝臓機能の改善に働くといわれている。

タパス　タパス（単数形はタパ）はスペインの小皿料理。

タフィー　バターと糖蜜または砂糖（場合によりコムギ粉、ナッツやレーズン）を、150～160℃まで加熱してつくる菓子。

チキンティッカマサラ　1960年代に英国のインド料理店で生まれたカレー料理の一つ。鶏肉をタンドールで焼いたもの（チキンティッカ）をトマトとクリームをベースにしたカレーソースで煮込んだ、英国で最も人気のあるレストラン料理。

注意欠陥・多動性障害（attention deficit hyperactivity disorder：ADHD）　不注意、多動性、衝動性などの症状を示す発達障害の一つ。日常生活に支障が起きることがよくあるが、適切な治療と環境を整えることで症状を緩和することも可能。

中華料理店症候群（Chinese restaurant syndrome：CRS）　1960年代に、中華料理を食べた米国人の中に、頭痛、眠気、顔面紅潮、発汗、体のしびれなどの症状を示す人があり、症状の大部分はしばらくすると消失したが、中華料理を食べた後のこのような症状が、中華料理症候群とよばれた。米国の中華料理店で、グルタミン酸ナトリウム（MSG）がよく使用されたことから、「グルタミン酸ナトリウム症候群」の名称も使われた。俗にMSGが原因とされたが、MSGは中華料理以外でも広く使用される調味料で、CRSは食事後に発生するいろいろな原因による症状の総称と考えられ、現在では、MSGがCRSの原因だという説は否定されている。

低温殺菌（パスツリゼーション）　高温にすると栄養素やうま味などが損なわれてしまう乳製品やブドウ酒などの食品の防腐を目的とした、有害な微生物の増殖を抑える方法。フランスの化学者で細菌学者のパスツールらが考案したところからパスツリゼーションとよばれている。牛乳の場合、長い間62〜65℃で30分間の条件が使われてきたが、現在、一般の牛乳には、120〜130℃で2〜3秒間加熱する超高温殺菌法が使われている。

伝達性海綿状脳症（transmissible spongiform encephalopathy：TSE）

同位体　同じ元素の原子で、原子番号（原子核の陽子数）は同じだが中性子の数が異なるために、質量数が異なるもの同士のこと。同位元素ともいう。元素の周期表で同じ位置を占め、互いの化学的性質は等しい。

ドードー　マダガスカル沖のモーリシャス島に生息していた絶滅鳥類。植物食性で翼が退化し、地上に巣をつくっていたという。

トランス脂肪酸　構造中にトランス形（直線状）の二重結合を持つ不飽和脂肪酸。天然の植物油の不飽和脂肪酸は、シス形という折れ曲がった構造で、トランス形はほとんど含まれない。不飽和脂肪酸に水素を添加して飽和脂肪酸をつくる過程で、飽和脂肪酸にならなかったものが、構造を変えてトランス形になる。マーガリンやショートニングなどの原料の製造過程でできる。

ナンプラー　タイの代表的な調味料。日本の「しょっつる」や「いしる」に似た魚醤。

2型糖尿病　膵臓のβ細胞から分泌されるインスリンの量が少なくなったり、インスリンの働きが悪くなって肝臓や筋肉の細胞がグルコースをうまく取り入れられなくなるために、血液中のグルコース濃度（血糖値）が病的に高くなる症候群。食事や運動などの生活習慣が関係している場合が多く、日本の糖尿病の95パーセント以上は2型糖尿病といわれている。

二重盲検法（二重盲検方式に基づく同時対照試験）

医薬品の効果を客観的に検定する方法の一つ。二つのグループに分けた被験者の片方のグループには試験薬を、もう一方には外見や味では見分けがつかず、薬効に関係ないプラセボ（偽薬）を与えるが、どちらの薬が与えられたかは被験者にも医師にもわからないようにしておき、結果を統計学的に判定する方法。

ハードチーズ　加工工程で乳固形分が圧縮され、含水率が38パーセント以下程度になり硬めに仕上がったナチュラルチーズ。エメンタール、チェダー、パルメザンなど。ヨーロッパ全域で牛乳を原料として生産されている。

ハーバー・ボッシュ法　１９０８年に、フリッツ・ハーバーとカール・ボッシュによって完成された、空気中の窒素からアンモニアを合成する方法。鉄を主体とした触媒上で、水素と窒素を高温高圧下で直接反応させた。化学工業の発展になくてはならない重要な方法だが、この方法によって、地球全体の生態系が窒素の過剰供給などによる大きな影響を受け、環境破壊が起きているともいえる。

バイオマス（生物体量、生物量）　本来は生態学の用語で、特定の時点である空間に存在する生物（bio）の量を、物質の量（mass）として表したもの。生物由来の資源を指し、化石資源を除いた生物由来の資源を用いた燃料をバイオ燃料とよぶ。

パブ　パブリック・ハウス（Public House）の略。英国で発達した酒場。

パラントロプス・ロバスタス　化石人類。２００万〜１２０万年前、初期のホモ属と同時期に東アフリカと南アフリカに生息し、絶滅したと考えられている。パラントロプス・ロバスタスとパラントロプス・ボイセイのほか、パラントロプス属で最も古く非常に頑健なパラントロプス・エチオピクスが発見されて、パラントロプス属が確立した。

非政府組織（non-governmental organization :

NGO）

肥満度指数（body mass index：BMI）

フィードバック機構　システムを制御するうえで、ある値を設定し、その値からのずれを検知して、その値に近づけるようにシステムを制御して安定させることをいう。ヒトの体も一つのシステムと捉えることができ、体液の量、温度、浸透圧、pH、イオン強度などは、一定の範囲に保たれている。

フィッシュ・アンド・チップス　タラなどの白身魚のフライに棒状のポテトフライを添えた、英国で親しまれているファーストフード。

フェニルチオカルバミド（phenylthiocarbamide：PTC、*N*-フェニルチオ尿素）　苦味を感知する味細胞の25種の受容体タンパク質（T2R）のうち、T2R38という苦味受容体に反応する苦味物質で、分子内にN-C=Sという構造を持っている。PTCの苦味を感じる人と感じない人が、遺伝的に決まっている。

フェヌグリーク　地中海地方原産で、中近東、アフリカ、インドで古くから栽培されてきたマメ亜科の一年草植物。草は牧草とし、種子は香辛料としてカレー粉に用いたり、スプラウト（もやし）としても利用されている。

フェノール性化合物　ベンゼン（C_6H_6）環の水素原子が、直接ヒドロキシ基（-OH）で置き換わった有機化合物の総称。ヒドロキシ基が複数ついたものはポリフェノールといい、赤ワインやナス、ダイズやブルーベリーに含まれるアントシアニンのほか、お茶に含まれるカテキンやソバに含まれるルチンなど5000種類以上知られている。

フェンネル　セリ科ウイキョウ属の多年草。地中海沿岸を原産とし、古代エジプトや古代ローマでも栽培されていた歴史上最も古い作物の一つ。

プロバイオティクス　腸内菌叢のバランスを改善することで人体によい影響を与える生きた微生物。乳酸菌やビフィズス菌など。

米国疾病予防管理センター（Centers for Disease

Control and Prevention：ＣＤＣ）

米国食品医薬品局（Food and Drug Administration：ＦＤＡ）

ヘテロ接合体（異型接合体） 二倍体生物のある遺伝子座が、Ａａ、Ｂｂのように異なった対立遺伝子を持つ場合をいう。ＡＡ、ａａ、ＢＢ、ｂｂのように、同じ対立遺伝子を持つ場合は、ホモ接合体（同型接合体）という。

ペラグラ ビタミンＢ複合体、とくにニコチン酸（＝ナイアシン）欠乏による皮膚疾患。ニコチン酸は、多くの酵素の働きを助ける物質（補酵素）として働き、生体内の酸化還元反応に重要な水溶性ビタミンで、必須アミノ酸の一つのトリプトファンから体内でつくられるので、トリプトファンが欠乏することでもペラグラを発症する。

飽和脂肪酸 脂質が、加水分解されたときにできる炭素と水素の鎖の一端にカルボキシ基がついた分子を脂肪酸という。二つの炭素が単位になって炭素鎖ができるので、通常、偶数の炭素原子で構成されている。鎖の中の炭素と炭素の結合がすべて単結合（$-CH_2-CH_2-$の繰返し）のものを飽和脂肪酸といい、途中に二重結合（$-CH=CH-$）が一つ以上含まれているものを不飽和脂肪酸という。

ホモ・エレクトス 原人。１８０万年前頃、アフリカで猿人から進化、１５０万年前までに、ユーラシア大陸へ進出、脳の発達と現代人に近い体つきにより、行動範囲が拡大した。ホモ・エルガステル（北京原人、ジャワ原人）。

ホモ・サピエンス 新人。10万年前頃アフリカで誕生、６万年前位からユーラシア大陸に広がりはじめたと考えられている。旧人に比べ、はるかに進歩した技術を持ち、世界中に分布範囲を広げ、各地で現代人の祖先になった。

ホモ・ネアンデルターレンシス 旧人。60万年前、複雑な石器技術を生み出した。ユーラシア大陸の北緯30度以南、ヨーロッパや西アジアに分布。

ホモ・ハイデルベルゲンシス 旧人。アフリカ大陸、ユーラシア大陸アジア大陸の北緯30度以南に分布。

ホモ・ハビリス　230万〜180万年前にアフリカにいた化石人類。「器用な人」の意味。猿人と原人の中間的な位置にあり、脳容積（約600立方センチメートル）がアウストラロピテクスより少し大きい。1960年、リーキーによりタンザニアのオルドバイ渓谷で発掘された。ニックネームのハンディーマン（手を使う人）は、この猿人が石の道具をつくっていたと見られることから、発見者のルイス・レーキーによって名づけられた。

マラリア　熱帯から亜熱帯の70か国以上に広く分布し、全世界で年間3〜5億人が罹患し、100万〜150万人が死亡している、マラリア原虫（プラスモディウム属の寄生性原生動物）による感染症。

免疫グロブリンE（immunoglobulin E：IgE）　すべての脊椎動物で、体内に入ってきた微生物や花粉などの抗原を異物として認識すると、リンパ系の細胞によってつくられ、血清と体液中に存在し抗体として働くタンパク質（免疫グロブリン、Ig）の一つ。

溶血性尿毒症症候群　おもに腸管出血性大腸菌（O157など）が感染した5歳未満の小児の患者の5パーセント程度で発症する疾患で、溶血性貧血、血小板減少、腎障害が特徴。

ラガービール　英国を代表し2000年の歴史を持つエールビールと、15世紀のミュンヘンで生まれたラガービールのおもな違いは、酵母と醸造温度である。ラガービールは、低温でゆっくり発酵させてつくったもので、貯蔵タンクの下に溜る酵母を用いる。

リクアメン　詳細は不明。魚醤の一つ。紀元1世紀頃の文献では、ガルムとは別物と記載されていたが（Corpus Inscriptionum Latinarum IVなど）、5世紀の記録では同じものだとされている（R. I. Curtis, *The Classical Journal*, **78**(3), pp. 232-240）。

ルーシー　318万年前のアウストラロピテクス・アファレンシスの成人女性の化石。1974年にエチオピア北東部のダール村付近でモーリス・タイーブらの国際アファール調査隊により発見され、ビートルズの曲名にちなんで命名された。

有用なウェブサイト

英国食品基準庁（Food Standards Agency: FSA）　http://www.food.gov.uk/

世界保健機関（World Health Organization: WHO）　http://www.who.int/en/

フランシス・クリック研究所（The Francis Crick Institute）　http://www.crick.ac.uk/　2015 年 4 月 1 日より医学関係の研究機関が併合され新組織が発足.

訳者がすすめるウェブサイト

http://www.foodsafety.gov/　米国の食品安全に関する政府の情報サイト．米国農務省（USDA）米国食品安全検査局（FSIS），米国食品医薬品局（FDA），米国疾病予防管理センター（CDC）が，一元化して食品の安全と健康に関する情報を発信.

http://www.mhlw.go.jp/stf/seisakunitsuite/bunya/kenkou_iryou/　厚生労働省のホームページ．国民栄養調査の結果，日本人の食事摂取基準，栄養・食育，食中毒などの感染症や食品の安全性など，健康と医療に関する政策の情報が得られる.

http://www.euro.who.int/en/　世界保健機関のヨーロッパの健康に関する情報が得られる.

A. Rimas and E. D. G. Fraser, "Empires of Food: Feast, Famine and the Rise and Fall of Civilizations", Arrow Books, 2011：「食」の歴史，地理と経済．

M. Nestle, "Food Politics: How the Food Industry Influences Nutrition and Health", University of California Press, 2007：食品産業の役割に関する興味深い議論．

P. Gluckman and M. Hanson, "Mismatch: The lifestyle diseases timebomb", Oxford University Press, 2006：現代の環境に対し，また，私たちの健康に大きな害をもたらすものに対し，いかに，私たちが不健全かについての見解．

S. J. Simpson and D. Raubenheimer, "The Nature of Nutrition: A Unifying Framework from Animal Adaptation to Human Obesity", Princeton University Press, 2012：タンパク質摂取の役割に焦点を当てた動物界の栄養の収支決算．本書の後半は，この見方による人の肥満に関する考察．

L. Zuckerman, "The potato: how the humble spud rescued the western world", North Point Press, 1999：主要食物としてのジャガイモの面白く幅広い歴史．

訳者がすすめる書籍

斉藤成也 編，海部陽介・米田穣・隅山健太 著，『絵でわかる人類の進化』，講談社，2009 年．

福岡伸一 著，『動的平衡』，木楽舎，2009 年．

P. H. Freedman, "Food: the history of taste", Thames & Hudson, 2007（南直人・山辺規子 監訳，『世界の食事の歴史―先史から現代まで』，東洋書林，2009 年）．

A. Roberts, "The incredible human journey", Bloomsbury Publishing PLC, 2010（野中香方子 訳，『人類 20 万年―遥かなる旅路』，文藝春秋，2013 年）．

J. M. Pilcher, "Food in world history", Routledge, 2006（伊藤茂 訳，『食の 500 年史』，NTT 出版，2011 年）．

M. Harris, "Good to eat : riddles of food and culture", Waveland Press, 1998（板橋作美 訳，『食と文化の謎』，岩波書店，2001 年）．

T. R. Malthus, "An essay on the principle of population, as it affects the future improvement of society", J. Johnson, 1798（永井義雄 訳，『人口論』，中央公論新社，1973 年）．

参考文献——さらなる読書のために

百科事典的な役立つ情報源

H. McGee, "McGee on Food and Cooking", Hodder and Stoughton, 2004.

F. K. Kenneth and K. C. Ornelas, "The Cambridge World History of Food", Cambridge University Press, 2000.

A. Davidson, "The Oxford Companion to Food", Oxford University Press, 1999.

特定の問題を取り上げた興味深い見方の書籍

D. A. Kessler, "The End of Overeating", Penguin, 2009：肥満症急増の危機と食品産業に対する FDA 元長官の見解.

J. Steingarten, "The man who ate everything", Alfred A. Knopf Inc., 1997；J. Steingarten, "It must've been something I ate", Alfred A. Knopf Inc., 2002：機知に富んだ情報の豊富なフードライター（食の表現者）の，選び抜かれたエッセイ集．とても記憶に残るエッセイがいくつもある．

V. Smil, "Enriching the Earth", MIT Press, 2001：化学肥料と食糧生産の歴史．

R. Paarlberg, "Starved for Science – how biotechnology is being kept out of Africa", Harvard University Press, 2008：社会科学者による，アフリカのバイオテクノロジーが十分に力を発揮できていない可能性に対する痛烈な評価．

C. Juma, "The New Harvest: Agricultural innovation in Africa", Oxford University Press, 2011：高名なケニヤ生まれの学者による，アフリカが最新の技術を使ってその地域の食糧生産を増やすための，前向きな展望．

H. Pennington, "When Food Kills", Oxford University Press, 2003：著名な微生物学者による，食品汚染に対する非常に興味深い著者特有の評価．

and biodiversity conservation: land sharing and land sparing compared', *Science*, 333 (2011):1289-91.
J. A. Hodgson, W. E. Kunin, C. D. Thomas, T. G. Benton and D. Gabriel, 'Comparing organic farming and land sparing: optimizing yield and butterfly populations at a landscape scale', *Ecol. Lett.*, 13 (2010):1358-67.

遺伝子組換えの利用とその利点

http://www.isaaa.org/resources/publications/briefs/44/highlights/default.asp
新農業展開ゲノムプロジェクト　http://cropgenome.project.affrc.go.jp
J. E. Carpenter, 'Peer-reviewed surveys indicate positive impact of commercialized GM crops', *Nat. Biotechnol.*, 28 (2010):319-21.

ザンビアにおける食糧援助の GM トウモロコシの受け入れ拒否

R. Paarlberg, "Starved for Science － how biotechnology is being kept out of Africa", Harvard University Press, 2008.

魚の資源量

D. Pauly, V. Christensen, S. Guénette, T. J. Pitcher, U. R. Sumaila, C. J. Walters, R. Watson and D. Zeller, 'Towards sustainability in world fisheries', *Nature*, 418 (2002):689-95.

バイオ燃料と食糧

T. D. Searchinger, *et al.*, 'Fixing a critical climate accounting error', *Science*, 326 (2009):527-8.

気候変動と毎日の食事

E. Audsley, M. Brander, J. Chatterton, D. Murphy-Bokern, C. Webster and A. G. Williams, "How low can we go? An assessment of greenhouse gas emissions from the UK food system and the scope for reduction by 2050", WWF-UK, 2009.
H. C. J. Godfray, J. Pretty, S. M. Thomas, E. J. Warham and J. R. Beddington, 'Linking policy on climate and food', *Science*, 331 (2011):1013-14.
http://www.theccc.org.uk/publications/
http://www.futureoffood.ox.ac.uk

子ども向け食品の市場

G. Hasting, "The Marketing Matrix", Routledge, 2012.

第５章

食糧生産と消費の将来

H. C. J. Godfray, *et al.*, 'Food security: the challenge of feeding 9 billion people', *Science*, 327 (2010): 812-18.

匿名 , 'Special report: Feeding the world: The 9 billion-people question', *The Economist*, 26 February (2011):3-18.　http://www.economist.com/node/18200618

G. Conway, "The Doubly Green Revolution: Food for all in the 21st century", Penguin, 1997.

世界の純一次生産量

M. L. Imhoff, *et al.*, 'Global patterns in human consumption of net primary production', *Nature*, 429 (2004):870-3.

化学肥料

V. Smil, "Enriching the Earth", MIT Press, 2001.

食糧消費のエネルギー論

R. M. May, 'Energy cost of food gathering'. *Nature*, 255(1975): 669.

マラウイ

http://www1.oecd.org/tad/agricultural-policies/46384473.pdf

http://www.voanews.com/content/u-n-expert-asks-malawi-to-reconsider-farm-subsidies/1723344.html

R. Patel, 'Hunger management', *New Statesman*, 27 June (2011):28-9.

匿名 , 'Malawi: Can it feed itself?', *The Economist*, 1 May (2008).

C. Juma, "The New Harvest: Agricultural innovation in Africa", Oxford University Press, 2011.

P. Collier, "The Plundered Planet", Oxford University Press, 2010.

土地の節約戦略と有機農業

D. G. Hole, A. J. Perkins, J. D. Wilson, I. H. Alexander, P. V. Grice and A. D. Evans, 'Does organic farming benefit biodiversity?', *Biol. Conserv.*, 122 (2005):113-30.

B. Phalan, M. Onial, A. Balmford, R. E. Green, 'Reconciling food production

Biochemist, 28 (2006):9-12.
P. Boffetta, *et al*., 'Fruit and vegetable intake and overall cancer risk in the European Prospective Investigation Into Cancer and Nutrition (EPIC)', *J. Natl. Cancer Inst*., 102 (2010):529-37.
F. L. Crowe, *et al*., 'Fruit and vegetable intake and mortality from ischaemic heart disease: results from the European Prospective Investigation into Cancer and Nutrition (EPIC)', *Eur. Heart J*., 32 (2011):1235-43.

保健機能食品

B. Goldacre, "Bad Science", Fourth Estate, 2008.

魚油と脳への影響

http://www.badscience.net/category/fish-oil/
http://www.apraxia-kids.org/library/essential-fatty-acids-links/
http://www.dyslexic.org.uk/research/can-fish-oils-omega-3s-help-dyslexia

エピジェネティクス

N. Carey, "The Epigenetics Revolution", Icon Books, 2011.
G. Kaati, L. O. Bygren and S. Edvinsson, 'Cardiovascular and diabetes mortality determined by nutrition during parents' and grandparents' slow growth period', *Eur. J. Hum. Genet*., 10 (2002):682-8. http://content.time.com/time/magazine/article/0,9171,1952313,00.html

肥　満

匿名 , 'Urgently needed: a framework convention for obesity control', *Lancet*, 378 (2011): 741. 3 報のコメント (pp. 743-7) と連続した 4 報の論文 (pp. 804-47) から成る " 肥満 " 特集 (*Lancet*, 2011 年 8 月 27 日号) の編集者のはしがき.
匿名 , 'Special report on obesity: The Big Picture', *The Economist*, 12 December (2012):1-14. 〈http://www.who.int/mediacentre/factsheets/fs311/en/〉〈http://www.euro.who.int/en/health-topics/noncommunicable-diseases/obesity〉〈http://www.euro.who.int/__data/assets/pdf_file/0004/258781/COSI-report-round-1-and-2_final-for-web.pdf?ua=1〉
S. A. Jebb, 'A system-wide challenge for UK food policy', *BMJ*, 344 (2012): e3414.

不健康な食品にかかる税金

O. T. Mytton, D. Clarke and M. Rayner, 'Taxing unhealthy food and drinks to improve health', *BMJ*, 344 (2012):e2931.

有機食品の安全性

A. Avery, "The Truth about Organic Foods", Henderson Communications, 2006.

O. E. Heuer, K. Pedersen, J. S. Andersen and M. Madsen, 'Prevalence and antimicrobial susceptibility of thermophilic *Campylobacter* in organic and conventional broiler flocks', *Lett. Appl. Microbiol.*, 33 (2001):269-74.

S. Cui, B. Ge, J. Zheng and J. Meng, 'Prevalence and antimicrobial resistance of *Campylobacter* spp. and *Salmonella* serovars in organic chickens from Maryland retail stores'. *Appl. Environ. Microbiol.*, 71 (2005), 4108-11

遺伝子組換え食品の安全性

G-E. Séralini, *et al.*, 'Long-term toxicity of a Roundup herbicide and a Roundup-tolerant genetically modified maize', *Food Chem. Toxicol.*, 50 (2012):4221-31.　つぎの URL も参照．http://www.slideshare.net/Revkin/translation-of-french-science-academies-critique-of-controversial-gm-corn-study http://www.efsa.europa.eu/en/efsajournal/pub/2910.htm

第 4 章

トルパドルの殉教者

http://www.tolpuddlemartyrs.org.uk/index.php?page=before-the-arrest

ボーア戦争の新兵

http://www.forces-war-records.co.uk/boer-war-casualties

S. Rosenbaum, J. P. Crowdy, 'British Army Recruits: 100 years of heights and weights', *J. R. Army Med. Corps*, 138 (1992):81-6.　http://www.gracesguide.co.uk/Joseph_Rank

栄養学の歴史とビタミンの発見

W. Gratzer, "Terrors of the Table: The curious history of nutrition", Oxford University Press, 2005.

毎日の食事と慢性疾患

J. Lin, N. R. Cook, C. Albert, E. Zaharris, J. M. Gazanio, M. Van Denburgh, J. E. Buring and J. Manson, 'Vitamins C and E and beta carotene supplementation and cancer risk: a randomized controlled trial', *J. Natl. Cancer Inst.*, 101 (2009):14-23.　http://www.cancerresearchuk.org/cancer-info/healthyliving/

D. A. Bender, 'The antioxidant paradox – Damages and defence'. *The*

アクリルアミド

E. Tareke, P. Rydberg, P. Karisson, S. Eriksson and M. Törngvist, 'Analysis of acrylamide, a carcinogen formed in heated foodstuffs', *J. Agric. Food Chem.*, 50 (2002):4998-5006.

小児の多動性障害と食品添加物

European Food Safety Authority（欧州食品安全機関）http://www.efsa.europa.eu/en/faqs/faqfoodcolours.htm

D. McCann, A. Barrett, A. Cooper, D. Crumpler, L. Dalen, K. Grimshaw, E. Kitchin, K. Lok, L. Porteous, E. Prince, E. Sonuga-Barke, J. O. Warner and J. Stevenson, 'Food additives and hyperactive behavior in 3-year-old and 8/9-year-old children in the community: a randomized, double-blinded, placebo-controlled trial', *Lancet*, 370 (2007):1560-7.

食物アレルギー

'House of Lords Science and Technology Committee 6th report of session 2006-07, Allergy', 2007. http://www.publications.parliament.uk/pa/ld200607/ldselect/ldsctech/166/16604.htm

I. Hanksi, *et al.*, 'Environmental biodiversity, human microbiota and allergy are interrelated', *Proc. Natl. Acad. Sci. U. S. A.*, 109 (2012):8334-9.

P. Ellwood, M. I. Asher, L. García-Marcos, H. Williams, U. Keil, C. Robertson, G. Nagel and the ISAAC Phase III Study Group, 'Do fast foods cause asthma, rhinoconjunctivitis and eczema? Global findings from the International Study of Asthma and Allergies in Childhood (ISAAC) Phase Three'. *Thorax*, 68 (2013):351-60.

食中毒

http://www.cdc.gov/foodsafety/outbreaks/multistate-outbreaks/outbreaks-list.html

http://wwwnc.cdc.gov/eid/article/5/5/99-0502_article

http://www.cdc.gov/ecoli/2011/ecoliO104/index.html

http://en.wikipedia.org/wiki/List_of_foodborne_illness_outbreaks_in_the_United_States

人の常在菌とプロバイオティクス

匿名, 'The human microbiome: Me, myself, us', *The Economist*, 18 August (2012):62-4.

J. K. Limdi, C. O'Neill and J. McLaughlin, 'Do probiotics have a therapeutic role in gastroenterology?', *World J. Gastroenterol.*, 12 (2006):5447-57.

University Press, 2010.

第 3 章

BSEの起源

http://www.archive.defra.gov.uk/foodfarm/farmanimal/diseases/atoz/bse/publications/documents/bseorigin.pdf

米国とカナダのBSE

http://www.cdc.gov/ncidod/dvrd/bse/

混入物によるミルクなどの品質劣化

B. Wilson, "Swindled: from poison sweets to counterfeit coffee – the dark history of food cheats", John Murray, 2008.

バイエルンビールの酵母の起源

D. Libkind, C. T. Hittinger, E. Valério, C. Gonçalves, J. Dover, M. Johnston, P. Gonçalves and J. P. Sampaio, 'Microbe domestication and the identification of the wild genetic stock of lager-brewing yeast', *Proc. Natl. Acad. Sci. U. S. A.*, 108 (2011):14539-44.

食品中の毒物学と自然発がん性物質

B. N. Ames, M. Profet and L. S. Gold, 'Dietary pesticides (99.99% all natural)', *Proc. Natl. Acad. Sci. U. S. A.*, 87 (1990):7777-81.

B. N. エイムス , '老化とガンの原因を理解する：環境が果たす役割', 本田財団本田賞レポート, No.86 (1997)　http://www.hondafoundation.jp/library/index/page:6

J. P. Collman, "Naturally Dangerous: Surprising facts about food, health and the environment", University Science Books, 2001.

イマザリルの毒性

U. S. Environmental Protection Agency, Prevention, Pesticides and Toxic Substances (7508C) EPA-738-F-04-011, 'R.E.D. FACTS: Imazalil', 2005. http://www.epa.gov/pesticides/reregistration/REDs/factsheets/2325fact.pdf

ジャガイモのグリコアルカロイド類

http://ucce.ucdavis.edu/files/datastore/234-182.pdf

M. Friedman and G. M. McDonald, 'Potato glycoalkaloids: chemistry, analysis, safety and plant physiology', *Crit. Rev. Plant Sci.*, 16 (1997):55-132.

早期の学習と食べ物の好み

P. Rozin and D. Schiller, 'The nature and acquisition of a preference of chili pepper by humans', *Motivation and Emotion*, 4 (1980):77-101.

B. Schaal, L. Marlier and R. Soussignan, 'Human fetuses learn odours from their pregnant mother's diet', *Chem. Senses*, 25 (2000):729-37.

J. A. Mennella and G. K. Beauchamp, 'Flavor experiences during formula feeding are related to preferences during childhood', *Early Hum. Dev.*, 68 (2002):71-82.

時間のかかる学習

J. Garcia, D. J. Kimeldorf and R. A. Koelling, 'Conditioned aversion to saccharin resulting from exposure to gamma radiation', *Science*, 122 (1955):157-8.

宗教的、文化的伝統

M. Harris, "Good to Eat: Riddles of food and culture", Simon and Schuster, 1985.

A. P. Vayda, 'Explaining what people eat: a review article', *Hum. Ecol.*, 13 (1987):493-510.

M. Harris, 'Comment on Vayda's review of Good to Eat: Riddles of food and culture', *Hum. Ecol.*, 13 (1987):511-17.

乳糖分解酵素存続とソラマメ中毒症

Y. Itan, A. Powell, M. A. Beaumont, J. Burger and M. G. Thomas, 'The origins of lactase persistence in Europe', *PLoS Comput. Biol.*, 5 (2009):1-13.

D. M. Swallow, 'Genetics of lactase persistence and lactose intolerance', *Annu. Rev. Genet.*, 37 (2003):197-219.

S. H. Katz, "Fava bean consumption: A case for the co-evolution of genes and culture", in M. Harris and E. B. Ross (eds.), *Food and Evolution*, Temple University Press, 1987, pp. 133-59.

香辛料

L. Jardine, "Worldly Goods", MacMillan, 1996.

P. W. Sherman and J. Billing. 'Darwinian gastronomy: why we use spices', *Bioscience*, 49 (1999):453-63.

P. W. Sherman and G. A. Hash, 'Why vegetable recipes are not very spicy', *Evol. Hum. Behav.*, 22 (2001):147-63.

イタリアのトマト

D. Gentilcore, "Pomodoro! A history of the tomato in Italy", Columbia

缶　詰

https://www.itri.co.uk/index.php?option=com_mtree&task=viewlink&link_id=50025&Itemid=11

http://www.seikan-kyoukai.jp/history/　製缶技術の変遷.

チョコレート

H. McGee, "McGee on Food and Cooking", Hodder and Stoughton, 2004.

第２章

うま味とグルタミン酸塩

C. Sano, 'History of glutamate production', *Am. J. Clin. Nutr.*, 90 (suppl., 2009):728S-32S.

A. Renton, 'If MSG is so bad for you, why doesn't everyone in Asia have a headache?', 2005.　http://www.theguardian.com/lifeandstyle/2005/jul/10/foodanddrink.features3

いろいろな感覚様式が与える風味への影響

Nature Outlook: *Taste*, 486(2012):S1- S43.

C. Spence, 'The multisensory perception of flavor', *The Psychologist*, 23 (2010):720-3.

G. Morrot, F. Brochet and D. Dubourdieu, 'The colour of odours', *Brain and Language*, 79 (2001):309-20.

匿名 , 'Synaesthesia : Smells like Beethoven', *The Economist*, 4 February (2012):74.

G. M. Shepherd, "Neurogastronomy: How the brain creates flavor and why it matters", Columbia University Press, 2012.

V. Harrar and C. Spence, 'The taste of cutlery: how the taste of food is affected by the weight, size and shape of the cutlery used to eat it', *Flavour*, 2 (2013):21.

味覚の遺伝的な違い

B. Garcia-Bailo, C. Toguri, K. M. Eny and A. El-Sohemy, 'Genetic variation in taste and its influence on food selection', *OMICS*: *J. Integr. Biol.*, 13 (2009):69-80.

L. M. Bartoshuk, 'Comparing sensory experiences across individuals: Recent psychophysical advances illuminate genetic variation in taste perception', *Chem. Senses*, 25 (2000):447-60.

G. P. Nabhan, "Why some like it hot", Island Press, 2004.

textures and the diets of *Australopithecus anamensis* and Australopithecus afarensis', *Philos. Trans. R. Soc., B*, 365 (2010):3345-54.

調　理

M. Pollan, "Cooked : a natural history of transformation", Penguin Books, 2013.

R. Wrangham, "Catching Fire : How cooking made us human", Profile Books, 2009.

C. K. Brain and A. Sillen, 'Evidence from the Swartkrans cave for the earliest use of fire', *Nature*, 336 (1988):464-6.

N. Alperson-Afil, G. Sharon, M. Kislev, Y. Melamed, I. Zohar, S. Ashkenazi, R. Rabinovich, R. Biton, E. Werker, G. Hartman, C. Feibel, and N. Goren-Inbar, 'Spatial organization of hominin activities at Gesher Benet Ya'aqov, Israel', *Science*, 326 (2009):1677-80.

農耕と牧畜の健康への影響

J. Diamond, "Guns, Germs and Steel", Jonathan Cape, 1997（倉骨彰 訳，『銃・病原菌・鉄―1万3000年にわたる人類史の謎（上／下）』, 草思社，2000年）.

A. P. Starling and J. T. Stock, 'Dental indicators of health and stress in early Egyptian and Nubian agriculturalists: a difficult transition and gradual recovery', *Am. J. Phys. Anthropol.*, 134 (2007):520-8

C. S. Larsen, 'The agricultural revolution as environmental catastrophe: implications for health and lifestyle in the Holocene', *Quaternary International*, 150 (2006):12-20.

発酵菌の起源

A. Bolotin, B. Quninquis, P. Renault, A. Sorokin, A. D. Ehrlich, S. Kulakauskas, A. Lapidus, E. Goltsman, M. Mazur, G. D. Pusch, M. Fonstein, R. Overbeek, N. Kyprides, B. Purnelle, D. Prozzi, K. Ngui, D. Masuy, F. Hancy, S. Burteau, M. Boutry, J. Delcour, A. Goffeau and P. Hols, 'Complete sequence and comparative genome analysis of the dairy bacterium *Streptococcus thermophilus*', *Nat. Biotechnol.*, 22 (2004):1554-8.

M. Van de Guchte, S. Penaud, C. Grimaldi, V. Barbe, K. Bryson, P. Nicolas, C. Robert, S. Oztas, S. Mangenot, A. Couloux, V. Loux, R. Dervyn, R. Bossy, A. Bolotin, J. M. Batto, T. Walunas, J. F. Gibrat, P. Bessières, J. Weissenbach, S. D. Ehrlich and E. Maguin, 'The complete genome sequence of *Lactobacillus bulgaricus* reveals extensive and ongoing reductive evolution', *Proc. Natl. Acad. Sci. U. S. A.*, 103 (2006):9274-9.

引用文献

第 1 章

古代人の食事

J. Chatham, "Paleo for beginners", Rockridge University Press, 2012.

食事の歴史

M. Harris and E. B. Ross, "Food and Evolution: Toward a theory of human food habits", Temple University Press, 1987.

人類の進化

http://www.nhm.ac.uk/nature-online/life/human-origins/early-human-family/denisovans/index.html

M. Hopkin, 'Ethiopia is the top choice for cradle of Homo sapiens', Nature news, *Nature*, doi:10.1038/news050214-10 (2005).

L. Vigilant, *et al.*, 'African populations and the evolution of human mitochondrial DNA', *Science*, 253 (1991):1503-7.

同位体と歯の摩耗量と道具の利用による初期の人類の食べ物の研究

J. Lee-Thorp, "The demise of 'Nutcracker Man' ", *Proc. Natl. Acad. Sci. U. S. A.*, 108 (2011):9319-20.

J. Lee-Throp, *et al.*, 'Stable isotopes in fossil himinin tooth enamel suggest a fundamental dietary shift in the Pliocene', *Philos. Trans. R. Soc., B*, 365 (2010):3389-96.

S. McPferron, Z. Alemseged, C. W. Marean, J. G. Wynn, D. Reed, D. Geraads, R. Bobe, and A. B. Hamdallah, 'Evidence for stone-tool-assisted consumption of animal tissues before 3.39 million years ago at Dikka Ethiopia', *Nature*, 466 (2010):857-60.

P. S. Ungar, R. S. Scott, F. E. Grine and M. F. Teaford, 'Molar microwear

な　行

は　行

た　行

さ 行

か　行

索　引

あ　行

原著者紹介
John Krebs（ジョン・クレブス）
オックスフォード大学ジーザス・カレッジ学長．動物行動学者．英国上院議員．英国食品基準庁の初代長官を務め，BSE 問題の終息と口蹄疫の大発生を短期間で終息させることに従事した．

訳者紹介
伊藤　佑子（いとう　ゆうこ）
創価大学名誉教授．医学博士．専門は極限環境微生物学・分子生物学．著書に『バイオテクノロジー用語小事典』（講談社），訳書に『生命科学のための基礎化学』（丸善出版）などがある．

伊藤　俊洋（いとう　としひろ）
一般財団法人北里環境科学センター理事長．農学博士．専門は極限環境微生物学・脂質生化学．編著書に『油化学便覧』（丸善出版），訳書に『生命科学のための基礎化学』（丸善出版）などがある．

サイエンス・パレット 025
食 —— 90 億人が食べていくために

平成 27 年 6 月 25 日　発　　行
令和 3 年 11 月 30 日　第 3 刷発行

訳　者　伊　藤　佑　子
　　　　伊　藤　俊　洋

発行者　池　田　和　博

発行所　丸善出版株式会社
〒101-0051　東京都千代田区神田神保町二丁目17番
編　集：電　話(03)3512-3262／FAX(03)3512-3272
営　業：電　話(03)3512-3256／FAX(03)3512-3270
https://www.maruzen-publishing.co.jp

組版印刷・製本／大日本印刷株式会社

ISBN 978-4-621-08941-5 C0340　　Printed in Japan